技能型人才培养创新教育教材

产科护理学

主　编　梁琼文　农秀全

副主编　黄珍玲　李翠琼　郭佩勤　李向华

编　者　梁琼文　农秀全　黄珍玲　李翠琼

　　　　郭佩勤　李向华　黄湄景　黄彩展

　　　　罗　莹　吴玉花　林耐信

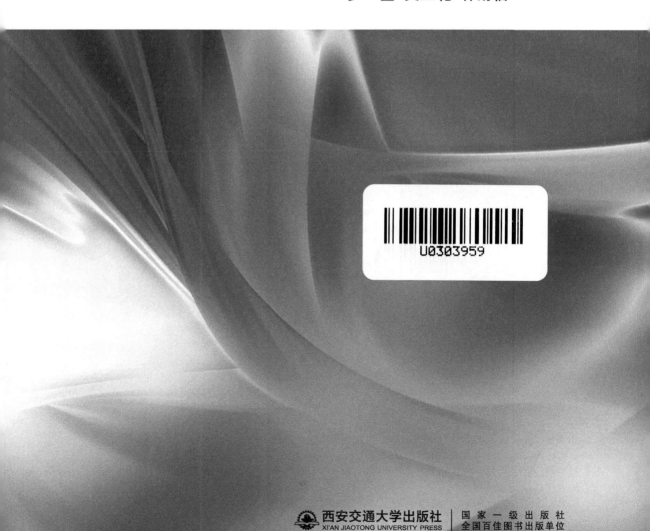

U0303959

西安交通大学出版社
XI'AN JIAOTONG UNIVERSITY PRESS

国家一级出版社
全国百佳图书出版单位

图书在版编目(CIP)数据

产科护理学/梁琼文,农秀全主编. —西安:西安交通大学出版社,2020.12
ISBN 978-7-5693-1779-4

Ⅰ.①产…　Ⅱ.①梁…②农…　Ⅲ.①产科学-护理学
Ⅳ.①R473.71

中国版本图书馆 CIP 数据核字(2020)第 163838 号

书　　名	产科护理学
主　　编	梁琼文　农秀全
责任编辑	宋伟丽
责任校对	赵丹青

出版发行	西安交通大学出版社
	(西安市兴庆南路 1 号　邮政编码 710048)
网　　址	http://www.xjtupress.com
电　　话	(029)82668357　82667874(发行中心)
	(029)82668315(总编办)
传　　真	(029)82668280
印　　刷	西安明瑞印务有限公司

开　　本	787mm×1092mm　1/16　　印张　12.25　　字数　262 千字
版次印次	2020 年 12 月第 1 版　　2020 年 12 月第 1 次印刷
书　　号	ISBN 978-7-5693-1779-4
定　　价	42.00 元

如发现印装质量问题,请与本社发行中心联系、调换。
订购热线:(029)82665248　(029)82665249
投稿热线:(029)82668803　(029)82668804
读者信箱:med_xjup@163.com

FOREWORD
前 言

为适应中等职业教育改革和发展的需要,我们以就业和创业为导向,根据护理专业要求及最新的护士执业资格考试大纲编写了《产科护理学》。

本教材共有十章,包括女性生殖系统解剖与生理、妊娠期妇女的护理、分娩期妇女的护理、产褥期妇女的护理、妊娠期并发症妇女的护理、胎儿窘迫及新生儿窒息的护理、妊娠合并症妇女的护理、异常分娩妇女的护理、分娩期并发症妇女的护理和产褥期并发症妇女的护理。

本教材结构严谨、语言流畅、层次分明、图表直观。每章后附有复习题,章后复习题题量丰富、重点突出,有助于培养学生综合运用知识分析问题和解决问题的能力。

本教材在编写过程中,得到了学校领导和相关老师的大力支持,在此表示诚挚的谢意。为保证本教材的质量,编写人员本着高度负责、科学严谨的态度进行编写,但由于时间仓促,编写人员的知识水平参差不齐,书中难免会有疏漏之处,恳请广大师生提出宝贵意见,以便进一步完善。

梁琼文

2020 年 6 月

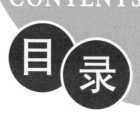

CONTENTS

目录

第一章　女性生殖系统解剖与生理

第一节　女性生殖系统解剖

女性生殖系统包括外生殖器、内生殖器及其相关组织,周围有邻近器官。

一、外生殖器

(一)范围

女性外生殖器又叫外阴,是女性生殖器官的外露部分,包括两股内侧从耻骨联合至会阴之间的组织(图1-1)。

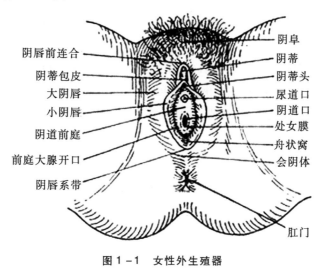

左侧标注(从上到下):阴唇前连合、阴蒂包皮、大阴唇、小阴唇、阴道前庭、前庭大腺开口、阴唇系带

右侧标注(从上到下):阴阜、阴蒂、阴蒂头、尿道口、阴道口、处女膜、舟状窝、会阴体、肛门

图1-1　女性外生殖器

(二)组成

1. 阴阜

阴阜指耻骨联合前面隆起的脂肪垫。皮下有丰富的脂肪组织,青春期该部位皮肤开始生长阴毛,阴毛分布呈尖端向下的三角形,为女性第二性征之一。

2. 大阴唇

大阴唇为靠近两股内侧的一对隆起的皮肤皱襞,起自阴阜,止于会阴。大阴唇外侧面为皮肤,上皮层内含皮脂腺和汗腺,青春期有色素沉着和阴毛生长。内侧面皮肤湿润似黏膜。大阴唇皮下脂肪层厚,富含血管及神经,损伤后易形成血肿。未婚妇女两侧大阴唇自然合拢,遮盖阴道口及尿道口;经产妇女大阴唇受分娩影响向两侧分开;绝经后妇女大阴唇萎缩,阴毛稀少。

3. 小阴唇

小阴唇为大阴唇内侧的一对薄的皮肤皱襞,富有神经末梢,极敏感。两侧小阴唇前端连合,包绕阴蒂,形成阴蒂包皮和阴蒂系带;后端与大阴唇后端在正中线会合形成阴唇系带,阴唇系带可因分娩损伤而消失。

4. 阴蒂

阴蒂位于小阴唇顶端的连合处,类似男性的阴茎海绵体组织。其富含神经末梢,极敏感,有勃起性。

5. 阴道前庭

阴道前庭为两侧小阴唇之间的菱形区域,前为阴蒂,后为阴唇系带。在此区域内有以下结构。

(1)前庭球 又称球海绵体,位于前庭两侧,由具有勃起性的静脉丛构成。

(2)前庭大腺 位于大阴唇后部,左右各一,大小如黄豆,腺管细长,开口于小阴唇与处女膜之间的沟内。性兴奋时分泌黄白色黏液润滑阴道口。正常情况下不能触及,若腺体感染,腺管阻塞形成脓肿或囊肿时多可触及。

(3)尿道口 位于前庭前部、阴蒂头后下方。尿道后壁有一对尿道旁腺,其分泌物有润滑尿道口的作用。

(4)阴道口及处女膜 位于前庭后部、尿道口的下方。阴道口覆有一层薄黏膜,称处女膜。处女膜中央有一小孔,月经血由此流出。膜的厚薄、孔的形状、大小因人而异。处女膜可在初次性交或剧烈运动时破裂,并受分娩影响,产后仅留有处女膜痕。

二、内生殖器

女性内生殖器包括阴道、子宫、输卵管、卵巢,后两者合称为子宫附件(图1-2)。

(一)阴道

阴道是性交器官,也是月经血排出和胎儿娩出的通道。

阴道位于真骨盆下部中央,为一上宽下窄的通道。阴道前壁短,后壁长,前壁长7~9cm,后壁长10~12cm。阴道前壁与膀胱、尿道相邻,后壁与直肠贴近,下端开口于阴道前庭后部,上端环绕宫颈形成阴道穹隆。按其位置分为前、后、左、右穹隆,其中后穹隆较深。后穹隆顶端与直肠子宫陷凹贴近,为腹腔最低点,临床上可经此处穿刺或引流,用于疾病的诊断与治疗。阴道黏膜由复层鳞状上皮覆盖,有很多横纹皱襞。黏膜内无腺体,受性激素影响发生周期性变化。

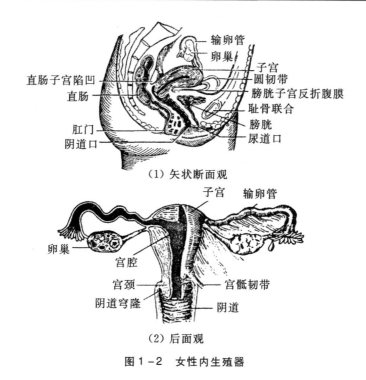

图 1-2 女性内生殖器

（二）子宫

1. 功能

子宫的功能：①产生月经的器官；②孕育胚胎和胎儿的场所；③子宫收缩帮助分娩。

2. 位置、形态

子宫位于真骨盆中央，呈倒置的扁梨形，呈前倾前屈位。子宫前为膀胱，后为直肠，宫颈外口位于坐骨棘水平之上。成人非孕子宫重约50g，长7~8cm，宽4~5cm，厚2~3cm，宫腔容积约为5ml。子宫上部较宽，称子宫体，其上端隆突部分称子宫底，宫底两侧为与输卵管相通的子宫角。子宫下部呈圆柱形，称子宫颈。宫体与宫颈间最狭窄的部分为子宫峡部，非孕期长约1cm，其上端在解剖学上最狭窄，称解剖学内口；下端在此处由子宫内膜转为宫颈黏膜，称组织学内口（图1-3）。宫体与宫颈的比例因年龄而异，婴幼儿为1:2，成年妇女为2:1，老年妇女为1:1。子宫腔为上宽下窄的三角形，宫颈管呈梭形。成年妇女宫颈长2.5~3cm，其下端为宫颈外口，未产妇宫颈外口为圆形，经产妇呈横裂状或"一"字形。

3. 组织结构

子宫体和子宫颈的组织结构不同。

（1）子宫体　子宫体壁由内向外分为黏膜层、肌层、浆膜层。

1）黏膜层（子宫内膜层）：表面2/3为功能层，从青春期开始受卵巢激素的影响周期性剥脱出血形成月经，靠近肌层的下1/3内膜为基底层，无周期性变化，对功能层起再生修复的作用。

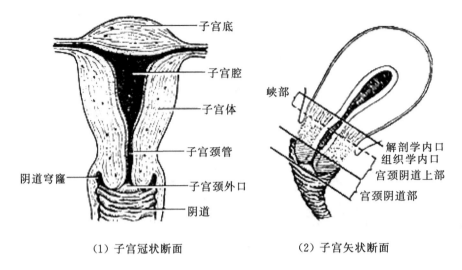

（1）子宫冠状断面　　　　　　　（2）子宫矢状断面

图 1-3　子宫各部

2）肌层：较厚，由平滑肌束和弹力纤维组成，肌束排列交错分为三层，内层肌纤维环行排列，中层肌纤维交叉排列，外层肌纤维纵行排列。肌层中有血管，子宫收缩可压迫血管止血。

3）浆膜层：即脏层腹膜，与肌层紧贴。在子宫峡部腹膜向前反折覆盖膀胱形成膀胱子宫陷凹。在子宫后面，腹膜沿子宫壁向下，至宫颈后方及阴道后穹隆再折向直肠，形成直肠子宫陷凹。

（2）子宫颈　主要由结缔组织构成，宫颈管黏膜上皮为单层高柱状上皮，受卵巢激素的影响有周期性变化。黏膜内腺体分泌碱性黏液，形成黏液栓堵塞宫颈管。宫颈阴道部（为宫颈下端伸入阴道的部分）上皮为复层鳞状上皮，宫颈管的黏膜为单层高柱状上皮。宫颈外口柱状上皮与鳞状上皮交界处为宫颈癌好发部位。

4. 子宫韧带

子宫韧带有 4 对，韧带与骨盆底的肌肉和筋膜共同维持子宫的正常位置（图 1-4）。

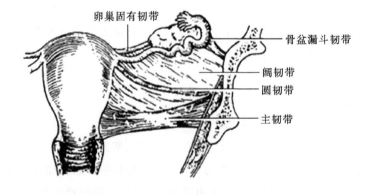

图 1-4　子宫韧带

（1）圆韧带　起自两侧子宫角的前下方,向前下方伸展达两侧盆壁,再穿过腹股沟管,止于大阴唇前端,维持子宫于前倾位置。

（2）阔韧带　覆盖子宫前、后壁的腹膜于子宫侧缘相互会合形成阔韧带,呈翼形。阔韧带有前后两叶,两叶内有丰富的血管、淋巴管、神经及大量疏松结缔组织,称宫旁组织。其上缘内2/3包裹输卵管,外1/3在输卵管的下方移行达两侧骨盆壁,称为骨盆漏斗韧带（卵巢悬韧带）。卵巢与宫角之间的阔韧带稍增厚,称为卵巢固有韧带。子宫动、静脉和输尿管均从阔韧带基底穿过。阔韧带维持子宫于盆腔的正中位置。

（3）主韧带　位于阔韧带的下部、宫颈的两侧,向两侧延伸达骨盆壁。主韧带为固定宫颈,防止子宫脱垂的主要韧带。

（4）宫骶韧带　起自宫颈后面侧上方,向两侧绕过直肠达第2骶椎、第3骶椎前面的筋膜。宫骶韧带短厚有力,向后上牵引宫颈,维持子宫前倾位。

（三）输卵管

输卵管位于两侧宫角,为一对弯曲而细长的管道,全长8～14cm,外端游离呈伞形,与卵巢相近。根据其形态由近端向远端可分为四部分（图1－5）:间质部、峡部、壶腹部、伞部。输卵管壁由外向内分为三层:浆膜层、肌层、黏膜层。黏膜层由单层高柱状上皮覆盖。上皮细胞分为纤毛细胞、无纤毛细胞、楔状细胞和未分化细胞。纤毛细胞的纤毛可以摆动。

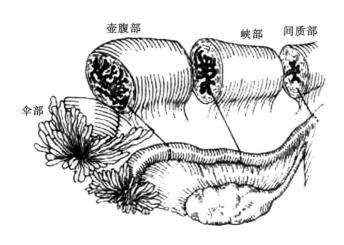

图1－5　输卵管各部

输卵管的功能:①伞部具有拾卵作用;②壶腹部与峡部交接处为精子与卵子相遇结合成受精卵的场所;③肌层的蠕动和纤毛的摆动可输送孕卵。

（四）卵巢

卵巢为一对扁椭圆形的性腺,具有排卵和分泌激素的功能。卵巢位于子宫两侧、输卵管的后下方,内侧有卵巢固有韧带与子宫相连,外侧有骨盆漏斗韧带与骨盆壁相连。卵巢的大小、形状随年龄大小而有差异。青春期前卵巢表面光滑;青春期开始排卵后表面逐渐凹凸不平。育龄期妇女的卵巢大小为4cm×3cm×1cm,重5～6g,灰白色;绝经后卵巢萎缩变小变硬。卵巢表面无腹膜,由单层立方上皮覆盖,称为生发上皮。内为卵巢组织,分为皮质和髓质两部分。皮质在外层,含有数以万计的原始卵泡及致密结缔组织。卵巢的中心为髓质,含有丰富的血管、淋巴管、神经和疏松结缔组织(图1-6)。

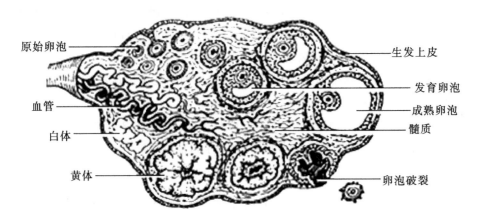

图1-6 卵巢切面示意图

三、生殖器的邻近器官

1. 尿道

尿道位于耻骨联合后方、阴道前方,开口于阴道前庭,长4～5cm。女性尿道短而直,邻近阴道、肛门,故易发生泌尿系统感染。

2. 膀胱

膀胱为空腔器官,位于耻骨联合之后、子宫之前。膀胱充盈时可影响子宫和阴道的位置,故妇科检查及手术前须排空膀胱。

3. 输尿管

输尿管为一对肌性圆索状管道,从肾盂开始下行,在宫颈外侧约2cm处,与子宫动脉交叉后继续向下、向前、向内进入膀胱底(图1-7),在施行子宫切除术结扎子宫动脉时,应避免损伤输尿管。

4. 直肠

直肠位于骶骨的前方、子宫和阴道的后方,下连肛管。全长15～20cm,直

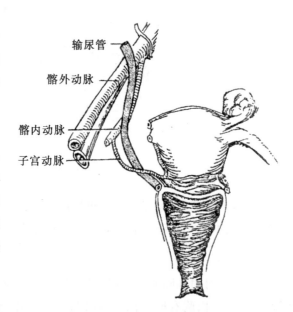

图1-7 生殖器的邻近器官

肠上段有腹膜覆盖,至中段处腹膜反折向前形成直肠子宫陷凹,下段无腹膜。妇科手术及分娩时,应注意避免损伤直肠、肛管。

5. 阑尾

正常情况下,阑尾位于右髂窝内,下端可达右侧输卵管和卵巢。妊娠期阑尾的位置可随子宫增大而向上、向外、向内移动。妇女患阑尾炎时有可能累及子宫附件。

第二节　骨　盆

一、骨盆的组成及分界

(一)组成

骨盆由1块骶骨、1块尾骨及左右2块髋骨组成(图1-8)。关节有耻骨联合、骶髂关节、骶尾关节。韧带以骶棘韧带、骶结节韧带较为重要。

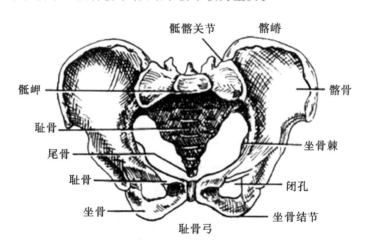

图1-8　正常女性骨盆

(二)骨盆的骨性标志

骨盆上一般能摸到的骨性标志有骶岬、髂嵴、髂前上棘、髂后上棘、耻骨联合、耻骨结节、耻骨弓、坐骨棘、坐骨结节。髂嵴和髂前上棘可间接了解骨盆入口横径;骶岬突出程度可直接影响骨盆入口前后径的大小;耻骨联合为骨盆分界的标志之一,也是妊娠期尺侧子宫长度的标志;坐骨棘可以了解中骨盆平面横径的大小。

(三)分界

骨盆以耻骨联合上缘、髂耻缘、骶岬上缘为界,分为大骨盆(与分娩无直接关系,又称假骨盆)和小骨盆(为胎儿娩出通道,又称真骨盆)。小骨盆俗称骨产道。临床上通过测量假骨盆的径线可以间接了解真骨盆的大小。

二、骨盆平面及径线

一般将真骨盆分为三个假想平面。

（一）骨盆入口平面

骨盆入口平面即真、假骨盆的分界面。此平面骨盆的前方为耻骨联合，后方为骶岬上缘，两侧为髂耻缘，呈横椭圆形（图1-9）。

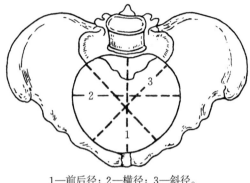

1—前后径；2—横径；3—斜径。

图1-9 骨盆入口平面

（1）入口前后径（真结合径） 耻骨联合上缘中点至骶岬上缘中点的距离，平均值为11cm。

（2）入口横径 两髂耻缘之间的最大距离，平均值为13cm。

（3）入口斜径 左右各一，为骶髂关节至对侧髂耻粗隆间的距离，平均值为12.75cm。

（二）中骨盆平面

此平面骨盆的前方为耻骨联合下缘，后方为骶骨下段（相当于第4、5骶椎之间），两侧为坐骨棘，呈纵椭圆形（图1-10）。

（1）中骨盆前后径 耻骨联合下缘中点通过两坐骨棘连线中点至骶骨下段间的距离，平均值为11.5cm。

（2）横径（坐骨棘间径） 两坐骨棘间的距离，平均值为10cm。

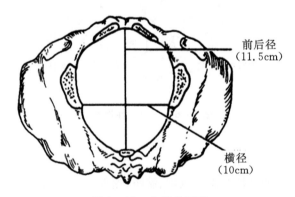

前后径
(11.5cm)

横径
(10cm)

图1-10 中骨盆平面

（三）骨盆出口平面

骨盆出口平面为骨盆腔的下口，由两个有共同底边，但不同平面的三角形组成。前三角平面顶点为耻骨联合下缘，两侧为耻骨降支、坐骨升支；后三角平面顶点为骶尾关节，两侧为骶结节韧带；共同底边为坐骨结节间径（图1-11）。

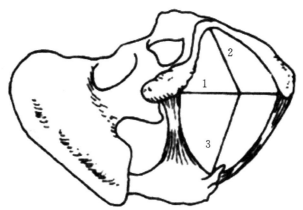

1—出口横径；2—出口前矢状径；3—出口后矢状径。

图 1-11　骨盆出口平面

（1）出口前后径　耻骨联合下缘至骶尾关节间的距离，平均值为 11.5cm。

（2）出口横径（坐骨结节间径）　两坐骨结节内侧缘的距离，平均值为 9cm。

（3）出口前矢状径　耻骨联合下缘中点至坐骨结节间径中点的距离，平均值为 6cm。

（4）出口后矢状径　骶尾关节至坐骨结节间径中点的距离，平均值为 8.5cm。如果出口横径较短，出口后矢状径较长，两径线之和大于 15cm 时，一般大小的胎头可利用后三角平面从阴道娩出。

三、骨盆轴及骨盆倾斜度

1. 骨盆轴

骨盆轴是连接骨盆各假想平面中心点的连线。其特点是上段向下向后，中段向下，下段向下向前。胎儿沿此轴线娩出，因此又称之为产轴（图 1-12）。

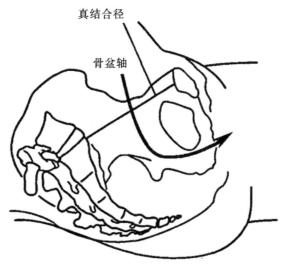

图 1-12　骨盆轴

2. 骨盆倾斜度

妇女直立时,骨盆入口平面与地平面所成的夹角一般为60°。若角度大于或等于70°,可影响胎头衔接(图1-13)。

四、骨盆底及会阴

(一)骨盆底

骨盆底由多层肌肉和筋膜组成,具有封闭骨盆出口、承托盆腔脏器的作用。骨盆底由外向内分为三层。

1. 外层

外层位于外生殖器、会阴皮肤及皮下组织的下面,由会阴浅筋膜及其深面的3对肌肉(球海绵体肌、坐骨海绵体肌、会阴浅横肌)与肛门外括约肌组成。此层肌肉的肌腱会合形成会阴中心腱。

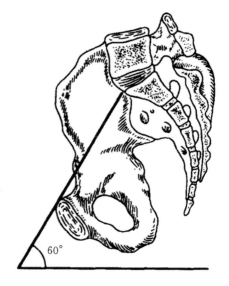

图1-13 骨盆倾斜度

2. 中层(泌尿生殖膈)

中层由上、下两层坚韧的筋膜及其间的一对会阴深横肌与尿道括约肌组成,覆盖于骨盆出口的前部三角形平面上。其中有尿道和阴道穿过。

3. 内层(盆膈)

内层由肛提肌及内、外筋膜组成。自前向后依次有尿道、阴道、直肠穿过。每侧肛提肌由耻尾肌、髂尾肌、坐尾肌组成。

(二)会阴

会阴是指位于阴道口和肛门之间的楔形软组织,厚3~4cm,又称为会阴体,由外向内依次为皮肤、皮下脂肪、筋膜、部分肛提肌和会阴中心腱。分娩时会阴受压变薄,此时需注意保护会阴,避免发生撕裂伤。

第三节　女性生殖系统生理

一、妇女一生各阶段的生理特点

1. 新生儿期

新生儿期指出生后4周内。女性胎儿在子宫内受母体激素的影响,生殖器官和乳房均有一定程度的发育,可出现乳房肿大或有少量乳汁分泌,外阴较丰满。出生后由于体内母体激素迅速下降,可出现少量阴道流血。这些均为生理现象,可自然消失。

2. 儿童期

儿童期指出生后 4 周至 12 岁左右。此期主要表现为体格生长发育。8 岁前生殖器官为幼稚型;8 岁之后,卵巢的少量卵泡开始发育(但不排卵)并分泌性激素,女性生殖器官和乳房开始发育,开始出现女性特征。

3. 青春期

青春期指从月经初潮至生殖器官发育成熟的时期。世界卫生组织(WHO)规定,青春期年龄为 10 ~ 19 岁。这一时期的特点为:①身体生长发育迅速。②第一性征、第二性征的发育。生殖器官由幼稚型发育为成人型。③月经初潮是青春期开始的标志。卵巢开始排卵,但不规律,故月经周期多不规则。④激素水平的变化。青春期卵巢功能不健全,激素水平波动较大,情绪变化较大。

4. 性成熟期

性成熟期自 18 岁左右开始,历时 30 年左右。此期卵巢有规律排卵,有周期性月经来潮。此期为妇女生殖功能最旺盛的时期,又称生育期。

5. 绝经过渡期

绝经过渡期始于 40 岁,历时短则 1 ~ 2 年,长者可达 10 余年。此期为生殖器官由成熟向衰退过渡的时期,包括:①绝经前期;②绝经;③绝经后一年内。此期卵巢功能逐渐衰退,卵泡不能发育成熟及排卵,常常出现无排卵性月经;雌激素水平降低,可出现血管舒缩障碍及神经精神症状,如表现为潮热、出汗、情绪不稳定、抑郁或烦躁、失眠等,称为绝经综合征。

6. 绝经后期

绝经后期指绝经后的生命时期。女性机体逐渐老化,一般 60 岁以后步入老年期。此期卵巢功能完全衰退,雌激素水平降低,生殖器官进一步萎缩,易发生老年性阴道炎、骨质疏松等。

二、卵巢的周期性变化

(一)卵泡的发育及成熟

新生儿出生时,卵巢内大约有 200 万个原始卵泡,至青春期只剩下约 30 万个。自青春期起,在垂体产生的卵泡刺激素作用下卵泡开始发育,女性一生中有 400 ~ 500 个卵泡发育成熟排出,其余的卵泡闭锁。

成熟卵泡的直径可达 10 ~ 20mm,结构(由外向内)为卵泡外膜、卵泡内膜、颗粒细胞、卵泡腔、卵丘、放射冠、透明带。卵丘呈丘状突出于卵泡腔,卵细胞深藏其中。颗粒细胞和卵泡膜细胞合成雌激素,随卵泡发育成熟,血液循环中雌激素的浓度逐渐达到高峰。

(二)排卵

卵细胞及其周围的卵丘、颗粒细胞一起被排出的过程称排卵。排卵多发生在下次月经来潮前 14 天左右,可由两侧卵巢轮流排卵或一侧卵巢连续排卵。

（三）黄体形成

排卵后的卵泡发育形成黄体,卵泡的颗粒细胞和内膜细胞发育成颗粒黄体细胞和卵泡膜黄体细胞。黄体于排卵后 7~8 天发育成熟,此时黄体细胞合成的雌激素和孕激素量达高峰。

（四）黄体退化

若排出的卵子未受精,黄体在排卵后 9~10 天开始退化。其寿命一般为 12~16 天,平均为 14 天。黄体退化后,雌、孕激素水平下降,月经来潮,卵巢内下一批卵泡发育,新的周期开始。

三、卵巢的功能

卵巢可分泌雌激素（E）、孕激素（P）和少量雄激素。

1. 雌激素和孕激素生理功能

雌激素和孕激素生理功能见表 1 - 1。

表 1 - 1　雌激素和孕激素生理功能

部位	雌激素	孕激素
子宫	促进子宫发育,使子宫平滑肌松弛,提高子宫平滑肌对缩宫素的敏感性;使子宫内膜增生;宫颈黏液增多,质变稀薄	降低子宫平滑肌对缩宫素的敏感性;子宫内膜由增生期变为分泌期;宫颈黏液减少、变稠
输卵管	促进输卵管平滑肌蠕动	抑制输卵管平滑肌蠕动
卵巢	促进卵泡发育	—
阴道	使阴道上皮增生角化,糖原合成增加,阴道酸度增加	使阴道上皮角化现象消失,脱落加快
乳腺	促进乳腺腺管增生	促进乳腺腺泡增生
下丘脑、垂体	产生正、负反馈调节作用	只有负反馈调节作用
代谢	促进水、钠潴留,降低循环中胆固醇水平	促进水、钠排出
其他	促进钙盐沉积,加速骨骺端的闭合;大剂量雌激素可抑制泌乳;促进女性第二性征发育;对雄激素起拮抗作用	使排卵后基础体温升高 $0.3 \sim 0.5℃$

2. 雄激素的生理功能

雄激素的生理功能:①合成雌激素的前体;②维持女性生育功能及第二性征,促进阴毛及腋毛生长;③促进蛋白质合成,促进骨骼、肌肉的发育;④促进红细胞生成,刺激血红蛋白及骨髓红细胞增生。

四、子宫内膜的周期性变化

随着卵巢激素的周期性变化,子宫内膜也发生周期性变化。根据组织形态的变化过程可分为三期。

1. **增生期**

增生期指月经周期的第 5～14 天,相当于卵泡发育至成熟的时期。此期在雌激素的作用下,子宫内膜很快修复,腺体增多、增大,腺腔变大,呈螺旋状弯曲。间质致密,间质内小动脉增生、延长,并呈螺旋状弯曲。

2. **分泌期**

分泌期指月经周期的第 15～28 天,相当于排卵后黄体发育成熟阶段。此期在雌、孕激素的作用下,子宫内膜继续增厚,腺体增大并分泌糖原,小动脉进一步变长迂曲呈螺旋状,间质疏松富有营养,为囊胚着床做准备。

3. **月经期**

月经期为月经周期的第 1～4 天,相当于黄体萎缩期。此期雌、孕激素水平下降,间质水肿消失,内膜变薄,小动脉痉挛,组织缺血缺氧、坏死,内膜剥脱出血,形成月经。继而内膜从基底层开始修复,产生新的功能层,新的周期开始。故月经期实际是上一个周期的结束,也是下一个周期的开始。

五、月经的临床表现

1. **概念**

(1)月经 月经指随卵巢的周期性变化,子宫内膜周期性剥脱出血的现象。

(2)月经初潮 第 1 次月经来潮年龄在 11～15 岁,多数在 13～14 岁之间,受遗传、营养、气候、环境等因素影响。

(3)月经周期 两次月经来潮第 1 天间隔的时间为一个月经周期,一般为 21～35 天,平均 28 天。

(4)月经期 月经期指每次月经持续的时间。一般为 2～8 天,平均 4～6 天。

(5)月经量 月经量指一次月经的总失血量,正常为 20～60ml,平均 50ml。超过 80ml 为月经过多。

2. **月经血的特征**

月经血呈暗红色、黏稠不凝固,主要成分为血液、子宫内膜碎屑、宫颈黏液及脱落的阴道上皮细胞等。脱落的内膜碎屑中含有纤溶酶,其可将纤维蛋白溶解,故经血不凝。

3. **月经期的症状**

月经属于生理现象,一般无特殊不适。但由于盆腔充血及子宫血流量增多,部分女性可有下腹及腰骶部酸胀、下坠感,个别女性有消化系统或神经系统症状等,一般不影响工作和生活。

4. 月经期的注意事项

①应保持情绪稳定;②保持外阴清洁,勤换卫生护垫、内裤,每日用温开水清洗外阴;③注意饮食,补充含铁、蛋白质及维生素丰富的食物,勿吃冷食和辛辣的食物;④注意防寒保暖,避免剧烈运动或劳累;⑤禁止游泳、坐浴、盆浴、阴道冲洗、性生活和不必要的妇科检查。

六、月经周期的调节

月经周期主要通过下丘脑-垂体-卵巢轴进行调节,此轴受中枢神经系统调控。下丘脑、垂体和卵巢之间相互调节、相互影响。月经是周期性变化的标志(图 1 - 14)。

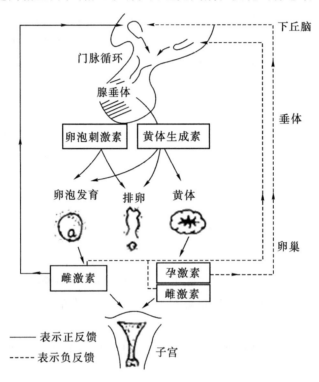

图 1 - 14 下丘脑、垂体、卵巢之间的相互关系

(一)下丘脑分泌的激素

下丘脑神经细胞分泌促性腺激素释放激素(GnRH),GnRH 通过垂体门脉系统输送到垂体,其生理作用是调节垂体促性腺激素的合成和分泌。

(二)垂体分泌的激素

1. 卵泡刺激素(FSH)

其生理作用是直接促进卵泡的生长发育,促进雌二醇的合成与分泌;在卵泡晚期与雌激素协同,诱导颗粒细胞生成促黄体生成素受体,为排卵及黄素化做准备。

2. 黄体生成素(LH)

其生理作用是排卵前促使卵母细胞最终成熟并排卵,在黄体期维持黄体功能,促进孕激素、雌激素的合成与分泌。

(三)月经周期的调节

下丘脑分泌 GnRH,GnRH 促使垂体产生 FSH,FSH 作用于卵巢使卵泡发育。卵泡细胞产生雌激素,在卵泡发育成熟时雌激素浓度最高,为第一高峰。

雌激素作用于子宫内膜,使子宫内膜呈增生期变化,同时对下丘脑产生正、负反馈作用,促进垂体分泌大量 LH(正反馈),抑制垂体分泌 FSH(负反馈)。在大量 LH 作用下,成熟卵泡排卵。

排卵后 LH 急速下降,少量 LH、FSH 作用于排卵后的卵泡使其逐渐发育形成黄体。黄体发育的同时黄体细胞分泌雌激素和孕激素,在排卵后 7~8 天黄体成熟时,雌激素浓度出现第二次高峰,孕激素浓度也达高峰。两者共同作用使子宫内膜呈分泌期改变,并通过负反遗作用,使垂体分泌促性腺激素减少,黄体萎缩,雌、孕激素浓度下降,子宫内膜失去性激素支持而坏死、剥脱,月经来潮。月经期雌、孕激素浓度最低,负反馈作用解除,垂体又开始分泌 FSH,FSH 作用于卵巢,下一批卵泡开始发育,进入下一周期。

复 习 题

1. 关于女性外生殖器的说法,错误的是( )

A. 又称外阴,位于耻骨联合至会阴及两股之间

B. 两侧大阴唇之间的菱形区域为阴道前庭

C. 阴蒂富含神经末梢,极敏感

D. 尿道后壁有一对尿道旁腺

E. 前庭大腺即巴氏腺,位于大阴唇后部

2. 下列关于阴道特征的说法正确的是( )

A. 阴道前壁比后壁长

B. 阴道黏膜腺体分泌酸性黏液

C. 阴道黏膜表面有复层鳞状上皮覆盖

D. 阴道黏膜有许多纵向皱襞

E. 阴道上窄下宽

3. 关于子宫解剖的说法正确的是( )

A. 位于骨盆中央,坐骨棘水平以下

B. 非孕期子宫峡部长 7cm

C. 子宫腔呈上窄下宽的三角形

D. 成年女性宫颈:宫体为1:2

E. 子宫形状如扁梨形,宫腔容积为3ml

4. 有关卵巢的说法,下列何项正确( )

A. 卵巢表面有腹膜覆盖

B. 皮质内含丰富血管、神经、淋巴

C. 髓质内含始基卵泡

D. 绝经后卵巢萎缩变小,变软

E. 产生卵子,分泌性激素

5. 有关骨盆径线的描述,下列何项错误( )

A. 中骨盆横径为两坐骨棘间的距离

B. 出口横径为两坐骨结节外侧缘的距离

C. 入口平面横径为两髂耻缘间的最大距离

D. 入口前后径为耻骨联合上缘中点至骶岬上缘中点的距离

E. 入口右斜径为右骶髂关节至左侧髂耻粗隆之间的距离

6. 有关妇女各阶段的生理特点,下列何项正确( )

A. 女性生殖能力最旺盛的时期是青春期

B. 新生儿期一直受母体激素的影响

C. 乳房开始发育是进入青春期的标志

D. 围绝经期妇女不易妊娠

E. 老年期雌激素水平低,生殖器官萎缩

7. 关于生殖器的邻近器官的描述,下列何项错误( )

A. 膀胱位于子宫的前方,孕早期易受增大子宫的压迫产生尿频

B. 直肠位于阴道后方,肛门外括约肌也属于骨盆底的一部分

C. 女性阑尾炎时不会累及子宫附件

D. 女性尿道短、直,又邻近阴道,易发生泌尿系统感染

E. 妇科手术过程中应小心操作,避免损伤其邻近器官

8. 有关排卵的描述,下列正确的是( )

A. 排卵发生在月经周期的中间

B. 卵子直接排入输卵管内

C. 两侧卵巢轮流排卵,也可由一侧卵巢连续排卵

D. 自青春期便有规律性

E. 围绝经期多数能规律排卵

9. 有关卵巢的周期性变化,下列何项不正确( )

A. 排卵发生在下次月经来潮前14天左右

B. 在卵泡发育过程中产生雌、孕激素

C. 排卵后7~8天黄体发育成熟

D. 黄体细胞分泌雌、孕激素

E. 黄体衰退后,月经来潮

10. 关于黄体的形成与退化,下列哪项不正确(   )

A. 排卵后 7 ~ 8 天黄体发育成熟

B. 如未受精,排卵后 9 ~ 10 天黄体开始退化

C. 排卵后,卵泡壁塌陷,卵泡膜血管壁破裂,血液流入腔内形成血体

D. 黄体寿命为 16 ~ 18 天

E. 黄体萎缩后逐渐纤维化变成白体

11. 下列不属于孕激素生理功能的是(   )

A. 使子宫内膜呈分泌期的变化

B. 使宫颈黏液分泌增多,质稀薄

C. 抑制输卵管的蠕动

D. 使基础体温升高

E. 对下丘脑、垂体只有负反馈作用

12. 关于性周期的描述,下列不正确的是(   )

A. 月经是性周期的重要标志

B. 性周期也称月经周期

C. 女性生殖系统周期性变化称性周期

D. 性周期通过垂体 – 卵巢 – 子宫轴调节

E. 性周期受中枢神经系统调控

13. 32 岁女性,骑车跌倒致外阴局部受伤,易形成血肿的部位是(   )

A. 阴阜　　　　　　　　B. 小阴唇　　　　　　　　C. 大阴唇

D. 阴蒂　　　　　　　　E. 阴道前庭

14. 已婚女性,停经 48 天,急性下腹痛 3 小时入院,初步诊断为异位妊娠,为确诊常选择(   )部位穿刺

A. 阴道前穹隆　　　　　B. 阴道后穹隆　　　　　C. 阴道左穹隆

D. 阴道右穹隆　　　　　E. 膀胱子宫陷凹

15. 70 岁女性,诊断为"子宫脱垂"。请问防止子宫脱垂的主要韧带是(   )

A. 圆韧带　　　　　　　B. 阔韧带　　　　　　　C. 主韧带

D. 骶骨韧带　　　　　　E. 卵巢悬韧带

16. 70 岁女性,诊断为"子宫脱垂"。维持子宫正常位置的韧带主要是(   )

A. 卵巢固有韧带

B. 盆底组织

C. 子宫韧带、盆底肌肉及筋膜

D. 腹肌和膈肌

E. 膀胱、直肠支托

17. 58 岁女性,因"子宫内膜癌"需行全子宫及双侧附件切除,不需要切断的韧带是(　　)

　　A. 圆韧带　　　　　　　B. 主韧带　　　　　　　C. 阔韧带

　　D. 卵巢悬韧带　　　　　E. 卵巢固有韧带

18. 34 岁女性,停经 53 天,行人工流产术。术中不慎穿破子宫后壁,最可能损伤的邻近器官是(　　)

　　A. 输尿管　　　　　　　B. 直肠　　　　　　　　C. 阑尾

　　D. 膀胱　　　　　　　　E. 尿道

19. 健康初产妇,其骨盆形态正常,下列叙述何项正确(　　　　)

　　A. 入口平面呈横椭圆形

　　B. 中骨盆平面呈横椭圆形

　　C. 出口平面呈横椭圆形

　　D. 入口平面是骨盆最小平面

　　E. 出口平面呈纵椭圆形

20. 一健康女性,站立时,正常情况下骨盆倾斜度为(　　　　)

　　A. 40°　　　　　　　　　B. 50°　　　　　　　　　C. 60°

　　D. 70°　　　　　　　　　E. 80°

21. 27 岁女性,月经规律,周期 30 天,末次月经为 2019 年 4 月 18 日,其下次月经周期的排卵日期约为(　　)

　　A. 5 月 2 日　　　　　　B. 5 月 4 日　　　　　　C. 5 月 6 日

　　D. 5 月 8 日　　　　　　E. 5 月 10 日

22. 23 岁女性,宫颈黏液量少,质稠厚。此种变化受何种激素影响(　　　　)

　　A. 雌激素　　　　　　　B. 雄激素　　　　　　　C. 孕激素

　　D. 生乳素　　　　　　　E. 绒毛膜促性腺激素

23. 27 岁女性,月经周期规律,月经史为 $\dfrac{4}{28 \sim 30}$ 天,如末次月经为 1 月 10 日,今日为 1 月 20 日,现在其子宫内膜处于(　　　　)

　　A. 月经期　　　　　　　B. 增生期　　　　　　　C. 分泌期

　　D. 分泌早期　　　　　　E. 分泌晚期

24. 一女性咨询月经期保健措施,护士为其进行健康指导,何项不妥(　　　　)

　　A. 经期可照常工作

　　B. 注意防寒保暖

　　C. 勤换干净卫生巾

　　D. 保持外阴清洁,阴道冲洗 1 次/天

　　E. 多食含铁、蛋白质丰富的食物

25. 42 岁女性,妇科检查示附件炎。下列有关子宫附件的说法正确的是(　　　　)

A. 卵巢同子宫一样,表面也有腹膜覆盖

B. 卵巢属于女性性腺器官,具有产生卵子和分泌性激素的功能

C. 输卵管不具有"拾卵"的功能

D. 输卵管峡部为受精部位

E. 输卵管黏膜不受性激素的影响,不发生周期性变化

26. 25岁女性,不孕。B超检查示子宫发育不良。下列何项错误(　　)

A. 宫体与宫颈的比例因年龄而异,婴儿期为1:1,成年女子为2:1

B. 子宫位于骨盆腔的中央,呈倒置的梨形

C. 宫腔呈上宽下窄的三角形,两侧通输卵管,下通宫颈管

D. 宫颈外口柱状上皮与鳞状上皮交界处是宫颈癌的好发部位

E. 经产妇宫颈外口受分娩的影响呈横裂状

27. 63岁女性,患"萎缩性阴道炎"。主诉平时注意卫生,咨询患病原因。下列何项对女性生殖道防御功能不利(　　)

A. 阴道黏膜细胞糖原含量较高,处于酸性环境

B. 两侧大阴唇自然合拢,遮盖阴道口

C. 宫颈黏液形成黏液栓堵塞宫颈口

D. 宫颈损伤,内口松弛

E. 子宫内膜周期性脱落出血

28. 24岁女性,早孕,主诉"乳腺胀痛、刺痛"。促进乳腺腺管发育的激素是(　　)

A. 雌激素　　　　　B. 孕激素　　　　　C. 雄激素

D. 绒毛膜促性腺激素　　E. 胎盘生乳素

(29~30题共用题干)

28岁女性,3年前自然分娩一健康女婴,现行妇科检查,宫颈口黄色分泌物较多。

29. 其宫颈外口形状应为(　　)

A. 圆形　　　　　　B. 横裂状　　　　　C. 喇叭状

D. 椭圆形　　　　　E. 三角形

30. 为该女性行宫颈刮片检查,取材部位常为(　　)

A. 阴道脱落上皮　　　　B. 宫颈管黏膜　　　　C. 子宫内膜

D. 阴道后穹隆黏膜　　　E. 宫颈外口鳞-柱状上皮交界处

第二章 妊娠期妇女的护理

第一节 妊娠生理

妊娠是胚胎和胎儿在母体内成长发育的过程。成熟卵子受精是妊娠的开始,胎儿及其附属物从母体排出是妊娠的终止。妊娠的全过程平均为38周(266天)。因卵子受精的时间不易确定,故临床上以孕妇末次月经来潮的第1天作为妊娠的第1天,全过程为40周(280天),以4周为1个妊娠月,共10个月。

一、受精与受精卵的着床(植入)

1. 受精

受精指成熟的精子与卵子在输卵管壶腹部结合的过程。受精发生于排卵后的12小时内,整个受精过程约需24小时。已受精的卵子称受精卵或孕卵。

2. 受精卵的植入

受精后30小时,受精卵借助输卵管的蠕动和输卵管上皮纤毛的推动逐渐向宫腔方向移动,同时开始进行有丝分裂,至受精后72小时形成由16个细胞组成的实心细胞团,称为桑葚胚,随后早期囊胚形成。受精后第4天早期囊胚进入宫腔继续发育,受精后第6~7天形成晚期囊胚,具备了着床能力。着床的部位多在子宫后壁上部,此过程在受精后第11~12天完成(图2-1)。

3. 胚胎及胎儿的发育

受精后8周内的人胚称为胚胎,是主要器官分化、形成时期。受精后第9周起,称为胎儿,是生长、成熟的时期。

8周末:胚胎初具人形,头占胎体的一半,能辨出眼、耳、口、鼻,四肢已具雏形。B超可见原始心脏搏动。此期易受环境因素影响。

12周末:胎儿身长约9cm,外生殖器已发育,部分可辨别出性别,肠管已有蠕动功能。

16周末:胎儿身长约16cm,体重约110g。从外生殖器能确定性别,部分孕妇自觉胎动。

20周末:胎儿身长约25cm,体重约320g。经腹壁用普通听诊器能听到胎心音。开始出现吞咽、排尿功能。

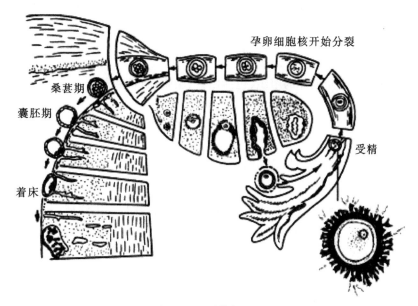

图 2-1　受精与植入

24 周末:胎儿身长约 30cm,体重约 630g。各器官均已发育。

28 周末:胎儿身长约 35cm,体重约 1000g。出生后能啼哭、吞咽,可呼吸。但肺泡Ⅱ型细胞产生的表面活性物质含量低,出生后易患特发性呼吸窘迫综合征。若加强护理,可以存活。

32 周末:胎儿身长约 40cm,体重约 1700g。面部毳毛已脱落,皮肤深红,生活力尚可。出生后注意护理,可以存活。

36 周末:胎儿身长约 45cm,体重约 2500g。皮下脂肪发育良好,指(趾)甲已达指(趾)端。出生后会啼哭及吸吮,生活力良好,基本能存活。

40 周末:胎儿已成熟,身长约 50cm,体重约 3400g 或以上。皮肤粉红,皮下脂肪发育良好,指(趾)甲超过指(趾)端。男性睾丸已降至阴囊内,女性大阴唇发育良好。出生后哭声响亮,吸吮力强,能很好存活。

4. 蜕膜

囊胚植入后,子宫内膜迅速发生蜕膜变,称为蜕膜。依其与胚泡的关系分为底蜕膜、包蜕膜和真蜕膜(图 2-2)。

(1)底蜕膜　指与胚泡极滋养层接触的子宫肌层的蜕膜,以后发育为胎盘的母体部分。

(2)包蜕膜　指覆盖在胚泡表面的蜕膜。妊娠的第 12～14 周与真蜕膜融合,使宫腔消失,将来构成胎膜的一部分。

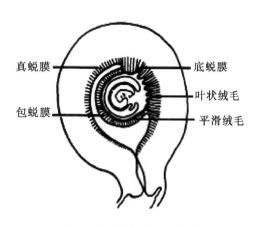

图 2-2　子宫蜕膜与绒毛

（3）真蜕膜（壁蜕膜）　除了底蜕膜、包蜕膜以外覆盖在宫腔其他部位的蜕膜。

二、胎儿附属物的形成与功能

胎儿附属物是指胎儿以外的组织，包括胎盘、胎膜、脐带和羊水。

（一）胎盘

1. 胎盘的构成

胎盘由羊膜、叶状绒毛膜和底蜕膜构成。

（1）羊膜　羊膜囊的壁即为羊膜，为附着在绒毛膜板的表面的一层薄膜，构成胎盘的胎儿部分。羊膜表面光滑，半透明，无血管、神经及淋巴，具有一定弹性。

（2）叶状绒毛膜　构成胎盘的胎儿部分，是胎盘的主要结构。囊胚外面的滋养层细胞分裂增殖形成似毛刷样的突起，称为绒毛。与底蜕膜相接触的绒毛营养丰富，发育良好，称为叶状绒毛膜。

（3）底蜕膜　构成胎盘的母体部分，占胎盘很小部分。

2. 足月胎盘的大体结构

妊娠足月胎盘呈圆形或椭圆形盘状，重 450～650g，直径 16～20cm，厚 1～3cm，中央厚边缘薄。胎盘分为两个面。①母体面：种植于子宫壁的那一面，粗糙，呈暗红色，由 18～20 个胎盘小叶组成；②胎儿面：表面被覆羊膜，呈灰蓝色，光滑，半透明，中央或稍偏处有脐带附着，脐带的动、静脉从附着处发出分支向周围呈放射状分布，直达胎盘边缘，进入绒毛干及其分支。

3. 胎盘的功能

（1）气体交换　在母儿间，氧气和二氧化碳在胎盘中以简单扩散的方式进行交换，替代胎儿呼吸系统的功能。如母亲患有心功能不全、贫血、妊娠并发子痫前期或子痫等，可使胎儿缺氧明显，易发生胎儿窘迫。

（2）供给营养　替代胎儿消化系统的功能。葡萄糖是胎儿热能的主要来源，以易化扩散的方式通过胎盘；胎儿血内氨基酸浓度高于母血，以主动运输方式通过胎盘；自由脂肪酸能较快地以简单扩散的方式通过胎盘；电解质和维生素多数以主动运输方式通过胎盘。

（3）排泄作用　替代胎儿泌尿系统的功能。胎儿的代谢产物，如尿素、尿酸、肌酐和肌酸等，经胎盘进入母血，由母体排出体外。

（4）防御作用　母血中免疫抗体（如 IgG）能通过胎盘，使胎儿在出生后短时间内获得被动免疫力。胎盘虽能阻止某些有害物质进入胎儿体内，但其屏障功能极为有限。各种病毒（如巨细胞病毒、风疹病毒等）及对胚胎和胎儿有害的分子量小的药物均可直接通过胎盘影响胎儿。细菌、弓形虫、衣原体、螺旋体等不能通过胎盘屏障，但可在胎盘部位形成病灶，破坏绒毛结构后进入胎体，引起胎儿感染。

（5）合成作用　胎盘能合成多种激素和酶。激素主要有蛋白类激素（人绒毛膜促性腺激素、人胎盘生乳素)、甾体激素(雌激素、孕激素)。主要合成的酶有缩宫素酶、耐热性碱性磷酸酶等。

1)人绒毛膜促性腺激素(HCG):唯有胎盘合体滋养细胞合成。受精后第 10 天从母体血和尿中可检出 HCG。HCG 浓度于妊娠第 8～10 周达到高峰,12 周后逐渐下降,为诊断早孕的主要指标。HCG 能促使月经黄体发育为妊娠黄体,使子宫内膜发育为蜕膜,以维持妊娠。

2)人胎盘生乳素(HPL):由合体滋养细胞合成。妊娠第 5～6 周用放射免疫测定法可在母体血浆中测出。随妊娠进展 HPL 分泌量逐渐增加,至妊娠第 34～36 周达高峰,产后迅速下降。HPL 能促进乳腺腺泡的发育,为产后泌乳做准备。

3)雌激素和孕激素:妊娠早期,由卵巢黄体产生雌、孕激素以维持妊娠;妊娠 8～10周由胎盘合成。雌、孕激素主要参与妊娠期母体各系统的生理变化。妊娠晚期可连续动态测定母血或尿液中雌、孕激素水平,用于胎盘功能测定。

(6)免疫作用　妊娠期,胎儿、胎盘是同种半异体移植物。正常妊娠母体很少发生排斥,可能与早期胚胎组织无抗原性、母胎界面的免疫耐受及妊娠期母体免疫力低下有关。

(二)胎膜

胎膜由平滑绒毛膜和羊膜组成。主要功能有:维持羊水的平衡;维持羊膜腔的完整性,对胎儿起保护作用。

(三)脐带

脐带是连接胎儿与胎盘的纽带。脐带表面有羊膜覆盖,呈灰白色,内有 3 条血管(即2 条动脉,1 条静脉),血管周围为含水量丰富、来自胚外中胚层的胶样组织,称为华通胶,有保护脐血管的作用。足月胎儿的脐带长 30～100cm,平均是 55cm。脐带是母体与胎儿进行物质交换的通道。脐带受压使血流受阻时,可导致胎儿缺氧,甚至危及胎儿生命。

(四)羊水

充满在羊膜腔内的弱碱性液体,称为羊水。足月妊娠羊水量为 800～1000ml。

1. 羊水的来源与吸收

(1)羊水的来源　①妊娠早期的羊水主要来源于母体血清从胎膜进入羊膜腔的透析液;②妊娠中晚期以后,胎儿尿液成为羊水的主要来源;③妊娠晚期胎儿肺参与羊水的生成;④羊膜、脐带华通胶及皮肤渗出液体,但量少。

(2)羊水的吸收　①约 50% 的羊水由胎膜吸收;②胎儿吞咽羊水,足月妊娠胎儿每日可吞咽羊水 500～700ml;③脐带每小时能吸收羊水 40～50ml;④20 孕周前,胎儿角化前皮肤有吸收羊水的功能,但量很少。

母体、胎儿、羊水三者间的液体保持动态平衡。

2. 羊水的性状、成分

羊水 pH 值约 7.20,呈弱碱性或中性,足月羊水比重 1.007～1.025。妊娠早期羊水为无色澄清液体,妊娠足月羊水略为混浊,不透明,内含胎脂、毳毛、毛发、上皮细胞、白蛋白、尿酸盐、激素、酶等。

3. 羊水的功能

(1)保护作用 ①胎儿:避免胎儿受到挤压,防止胎体畸形和胎肢粘连;保持羊膜腔内的恒温、恒压,有利于维持胎儿体液平衡;适量羊水可避免子宫肌壁或胎儿对脐带的直接压迫。②母体:适量羊水可以减少因胎动所致的母体不适感;临产后,前羊水囊借助楔形水压扩张宫口及阴道;破膜后羊水冲洗阴道,减少感染机会。

(2)营养作用 羊水中含有无机盐及有机物,胎儿吞咽后可补充水分和营养。

(3)宫内诊断 羊水中含有很多激素、酶、胎儿脱落的上皮细胞等。通过抽取羊水测定某些物质对一些先天性、遗传性疾病的诊断有很大价值。

第二节 妊娠期母体的变化

为适应胚胎、胎儿生长发育的需要,以及受胎盘激素的作用等,孕妇机体各系统发生一系列生理变化。

一、生理变化

(一)生殖系统的变化

1. 子宫

子宫变化概括为"软、大、重、圆"。

(1)子宫体 逐渐增大变软,大小由非孕时的$(7 \sim 8)cm \times (4 \sim 5)cm \times (2 \sim 3)cm$变为足月妊娠时的$35cm \times 25cm \times 22cm$。容量由非孕时5ml增加至妊娠足月的5000ml,增加约1000倍;重量由非孕时50g增至孕足月的1000g,增加近20倍。妊娠早期子宫肌纤维增生,肌壁增厚,前后径变大,宫体饱满;妊娠晚期以肌纤维伸展为主,宫壁变薄,宫体变大。妊娠6周时子宫呈球形,12周后宫底超出骨盆腔,在耻骨联合上方可触及。妊娠晚期因乙状结肠盘踞在盆腔左后方,子宫呈不同程度右旋。

(2)子宫峡部 妊娠10周后明显变软,12周后逐渐伸展、拉长、变薄,临产后拉长达7~10cm,称为子宫下段,成为软产道的一部分。

(3)宫颈 肥大变软,充血呈紫蓝色。宫颈管内腺体肥大,分泌黏液增多、黏稠,形成黏液栓,防止病原体侵入宫腔。由于性激素分泌增多,宫颈柱状上皮外移形成假性糜烂。

2. 输卵管

输卵管充血、伸长,有时黏膜有蜕膜样变。

3. 卵巢

卵巢略增大,停止排卵,一侧卵巢于妊娠10周可见妊娠黄体。

4. 阴道、外阴

阴道黏膜充血呈紫蓝色;皱襞增多,伸展性增强;上皮糖原含量增加,酸性增强,不利于致病菌生长。外阴局部充血、增厚,有色素沉着,伸展性增强,有利于分娩时胎儿通过。

（二）乳房的变化

在雌激素、孕激素、人胎盘生乳素、催乳素作用下,乳腺腺管、腺泡发育,乳房增大。妊娠早期乳房充血增大明显,特别是初产妇有乳房胀痛、刺痛感。乳头、乳晕着色,乳晕上的皮脂腺肥大隆起,称蒙氏结节。妊娠晚期挤压乳房可有少量稀薄黄色初乳溢出。

（三）循环系统的变化

1. 心脏

因子宫增大,宫底上升,膈肌升高,心脏向左上方移位,更贴近胸壁,心浊音界稍扩大。心脏移位使大血管轻度扭曲,部分孕妇心尖部可闻及Ⅰ～Ⅱ级柔和吹风样收缩期杂音,为生理性杂音。

2. 血容量及血液成分

自妊娠6周起,血容量开始增加,至妊娠32～34周达高峰(以此量一直维持至产后第3天,之后开始下降),比孕前增加了40%～45%,平均约增加1450ml,其中血浆增加量高于血细胞增加量,出现血液相对稀释(血红蛋白约为110g/L,非孕妇女血红蛋白约为130g/L),称为生理性贫血。血容量及新陈代谢的增加,使心搏出量增加,心率增快10～15次/分。自妊娠7～8周,白细胞开始增加,至妊娠30周达高峰,为(10～15)×10^9/L。妊娠晚期血液处于高凝状态,凝血因子Ⅱ、Ⅴ、Ⅶ、Ⅸ、Ⅹ增加,血小板无明显改变。

3. 血压

孕期血压变化不明显。妊娠期盆腔回流至下腔静脉的血流量增加,而增大的子宫压迫下腔静脉使血液回流受阻,静脉压增高,故孕妇易发生下肢、外阴水肿,静脉曲张和痔。若孕妇长时间处于仰卧位,回心血量减少,血压下降,则称为仰卧位低血压综合征。故孕妇休息以左侧卧位为主,可以减轻对下腔静脉的压迫,改善血液回流。

（四）泌尿系统的变化

妊娠期孕妇和胎儿代谢产物增多,肾脏负担加重,肾血流量及肾小球滤过率增加,肾小管对葡萄糖的重吸收能力不能相应增加,约15%孕妇出现饭后糖尿,称生理性糖尿。孕激素使肾盂及输尿管扩张,尿流缓慢,使孕妇易患急性肾盂肾炎,以右侧多见。妊娠早期和晚期,增大的子宫及胎先露的入盆压迫膀胱引起尿频。

（五）呼吸系统的变化

妊娠中期耗氧量增加,孕妇呼吸较深,有过度通气现象,妊娠晚期以胸式呼吸为主。受激素的影响,呼吸道黏膜充血、水肿,易发生上呼吸道感染。

（六）消化系统的变化

妊娠6周左右,部分孕妇出现食欲不振、恶心、呕吐、厌油腻,特别是晨起呕吐,称早孕反应。早孕反应多数于孕12周左右自行消失。受孕激素影响,胃肠平滑肌张力降低,易出现上腹饱胀及便秘等。

（七）骨骼、关节及韧带

孕妇骨盆及椎间关节略松弛,耻骨联合轻度分离,有利于分娩。妊娠中、晚期,为保持平衡,形成典型的孕妇姿势,易发生腰背酸痛。

（八）其他

1. 内分泌

妊娠期甲状腺、肾上腺、垂体均有不同程度增大,功能也增强。

2. 皮肤

妊娠期黑色素增多,孕妇面颊、乳头、乳晕、腹白线、外阴等处色素沉着。孕中、晚期腹壁及大腿外侧皮肤弹力纤维过度伸展而断裂,出现妊娠纹。初产妇妊娠纹为紫红色,银白色妊娠纹见于经产妇。

3. 体重

足月妊娠时孕妇体重平均增加 12.5kg。妊娠晚期,每周体重增加不超过 0.5kg,否则可能有隐性水肿,应及时到医院就诊检查有无病理情况发生。

4. 代谢

妊娠晚期基础代谢率可增高 15% ~20%。钙、磷、铁和多种维生素需要量也增加。因此在妊娠期应注意对矿物质及维生素的补充。

二、心理变化

妊娠期孕妇常见的心理反应有以下几种。

1. 惊讶和震惊

在妊娠初期,几乎所有的孕妇都会出现惊讶和震惊的反应。

2. 矛盾心理

在享受妊娠带来惊喜的同时,孕妇可能会因工作、学习、经济等原因,或因早孕反应等变化带来的不适,产生矛盾心理。

3. 接受

随着妊娠进展和胎动的出现,孕妇逐渐接受了怀孕这一事情,出现"筑巢反应",开始关注胎儿,并寻求家人接受和认可胎儿。

4. 情绪波动

可能由于激素的作用,孕妇的情绪波动较大,易激动。

5. 内省

孕妇往往表现为以自我为中心,特别关注自己的身体、饮食等,出现内省行为。内省行为有利于调节孕妇状态。

第三节　妊娠诊断

根据整个妊娠期的不同特点,临床上将妊娠分为 3 个时期。妊娠第 13 周末及以前为早期妊娠;第 14～27 周末为中期妊娠;第 28 周及以后为晚期妊娠。

一、早期妊娠的诊断

(一)临床表现

1. 症状

(1)停经　月经周期正常的健康育龄妇女,有性生活,一旦月经超过 10 天或以上,妊娠的可能性大。

(2)早孕反应　可能与 HCG 有关,约半数孕妇在停经 6 周左右出现畏寒、头晕、流涎、乏力、嗜睡、食欲减退、择食、恶心、晨起呕吐等,称为早孕反应。多在停经 12 周左右自行消失。

(3)尿频　由前倾增大的子宫压迫膀胱所致。孕 12 周后子宫超出骨盆腔,尿频症状自行消失。

2. 体征

(1)乳房增大　孕妇自觉乳房胀痛,乳头、乳晕着色,有蒙氏结节,哺乳期妇女妊娠后乳汁分泌减少。

(2)妇科检查　子宫增大变软,阴道、宫颈充血呈紫蓝色。双合诊检查子宫峡部极柔软,感觉宫颈和宫体之间似不相连,称为黑加征(Hegar sign)。

(二)辅助检查

1. 妊娠试验

孕妇血液、尿液中含有 HCG,用免疫学方法测定可协助诊断早期妊娠。临床多采用早孕试纸检测孕妇尿液中有无 HCG,该方法简单、快速。如果结果呈阳性,结合临床症状与体征,可确诊为妊娠。尿妊娠试验是确定妊娠最简便、最常用的方法。但是,要确定是否为宫内妊娠,尚需 B 超检查。

2. B 型超声检查

B 型超声检查是诊断早期妊娠快速准确的方法。妊娠 5 周时,在增大的子宫区见到圆形或椭圆形妊娠囊。妊娠 6 周时,在增大的子宫区见到原始心管搏动及胎芽。阴道 B 超较腹部 B 超可提前 1 周诊断妊娠。

3. 彩色多普勒超声检查

妊娠 7 周末,在增大的子宫区域探及有节律、高调的胎心率,胎心率一般在 110～160 次/分。

二、中、晚期妊娠的诊断

(一)临床表现

有早期妊娠经过,且子宫逐渐增大,可感到有胎动;腹部触及胎体;听诊有胎心音,容易确诊。

(1)子宫增大。随妊娠进展,子宫逐渐增大,宫底上升。手测或尺测宫底高度,可反应妊娠周数(表2-1),并判断胎儿发育与妊娠周数是否相符合。

表2-1 不同妊娠周数的子宫底高度及子宫长度

妊娠周数	手测子宫底高度	尺测子宫长度(cm)
12周末	耻骨联合上2~3横指	—
16周末	脐耻之间	—
20周末	脐下1横指	18(15.3~21.4)
24周末	脐上1横指	24(22.0~25.1)
28周末	脐上3横指	26(22.4~29.0)
32周末	脐与剑突之间	29(25.3~32.0)
36周末	剑突下2横指	32(29.8~34.5)
40周末	脐与剑突之间或略高	33(30.0~35.3)

(2)感到有胎动。胎动是胎儿在子宫内冲击子宫壁的活动。妊娠18~20周孕妇有自觉胎动,正常胎动每小时3~5次。有时在腹部检查时可看到或触到胎动。孕妇自测胎动是监测胎儿宫内情况最简单、方便、准确的方法。

(3)听到胎心音。妊娠18~20周,用一般听诊器经孕妇腹壁可听到胎心音。胎心音呈双音,似钟表"嘀嗒"声,速度较快(110~160次/分)。听到胎心音能够确诊妊娠且为活胎。妊娠24周以前,胎心音多在脐下正中或偏左、偏右位置听到;妊娠24周以后,胎心音多在胎背侧靠近头端听得最清楚(图2-3)。

(4)摸到胎体。妊娠20周以后,可触及胎体。妊娠24周后,触诊能区分胎头、胎臀、胎背及胎儿肢体,从而确定胎方位。

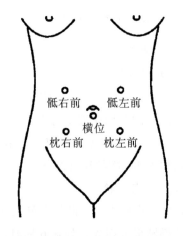

图2-3 不同胎方位胎心音听诊位置

(二)辅助检查

1. B型超声检查

B型超声检查可显示胎儿数目、胎方位、胎儿有无体表畸形、胎心搏动、羊水情况及胎盘情况等;测量胎头双顶径等径线,了解胎儿生长发育情况。

2. 彩色多普勒超声检查

彩色多普勒超声检查可监测子宫动脉、脐动脉和胎儿动脉的血流速度及波形,用于评估胎儿有无危险。

第四节　胎产式、胎先露、胎方位

妊娠 28 周以前,因胎儿较小,羊水量相对较多,胎儿位置不固定。妊娠 32 周以后,胎儿生长迅速,羊水量较少,胎儿在子宫内的姿势和位置相对固定,此时容易判断胎产式、胎先露和胎方位。

一、胎产式

胎产式指胎体纵轴与母体纵轴之间的关系。两轴间相平行为纵产式,两轴间相垂直为横产式,两轴交叉称斜产式。斜产式是暂时性的,分娩过程中多转为纵产式,偶转为横产式(图 2-4)。

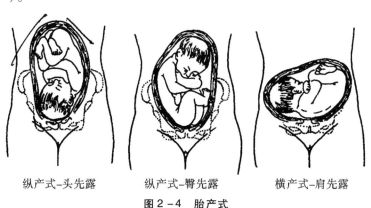

纵产式-头先露　　　纵产式-臀先露　　　横产式-肩先露

图 2-4　胎产式

二、胎先露

胎先露为胎儿最先进入骨盆入口平面的部分。纵产式有头先露、臀先露;横产式为肩先露。头先露可分为枕先露、前囟先露、额先露、面先露(图 2-5)。臀先露可分为混合臀先露、单臀先露、单足先露、双足先露(图 2-6)。头先露或臀先露与胎手或胎足同时入盆为复合先露。

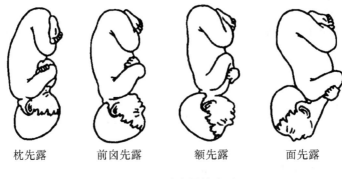

枕先露　　　　前囟先露　　　　额先露　　　　面先露

图2-5　头先露的类型

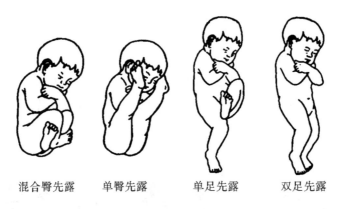

混合臀先露　　单臀先露　　　单足先露　　　双足先露

图2-6　臀先露的类型

三、胎方位

胎方位简称胎位,为胎儿先露部的指示点与母体骨盆前、后、左、右、横的关系。枕先露的指示点为枕骨(O);面先露的指示点是颏骨(M);臀先露的指示点为骶骨(S);肩先露的指示点为肩胛骨(Sc)。其中,枕左前(LOA)、枕右前(ROA)为常见的正常胎方位(表2-2)。

表2-2　胎产式、胎先露和胎方位的类型及关系

		枕先露 (95.55% ~ 97.55%)	枕左前(LOA)	枕左横(LOT)	枕左后(LOP)
纵产式 (99.75%)	头先露 (95.75% ~ 97.75%)		枕右前(ROA)	枕右横(ROT)	枕右后(ROP)
		面先露(0.2%)	颏左前(LMA)	颏左横(LMT)	颏左后(LMP)
			颏右前(RMA)	颏右横(RMT)	颏右后(RMP)
	臀先露 (2% ~4%)		骶左前(LSA)	骶左横(LST)	骶左后(LSP)
			骶右前(RSA)	骶右横(RST)	骶右后(RSP)
横产式 (0.25%)	肩先露 (0.25%)		肩左前(LScA)	肩左后(LScP)	
			肩右前(RScA)	肩右后(RScP)	

第五节　产前检查

从确定妊娠时开始,妊娠 12 周以内建立围产期保健卡。首次产前检查包括盆腔双合诊检查、测量体重和基础血压、心肺功能检查、测量尿蛋白和尿糖等;对有遗传病家族史的孕妇,由专科医师做遗传咨询。首次产前检查如未发现异常,自妊娠 20 周起进行产前系列检查,妊娠 20~36 周为每 4 周检查 1 次,37 周以后每周检查 1 次,40 周以后随诊。如遇高危情况,应酌情增加检查次数。

一、健康史

1. 一般情况

首次产前检查应询问孕妇姓名、年龄、婚龄、职业、住址及联系方式等。

(1)年龄　年龄过小(<18 岁)易发生难产;年龄过大,特别是 35 岁以上初产妇,容易并发妊娠期高血压疾病、产力异常等,先天性缺陷儿的发生率也明显增高,故对高龄初产妇应予以重视。

(2)职业　询问妊娠期有无从事接触放射线、毒性物质或药物的相关工作,如有接触史,应检测血常规和肝功能;有无从事在高温、高湿、高噪音的特殊环境的工作等。

2. 本次妊娠经过

了解本次妊娠早期有无病毒感染、发热、出血、用药史。

3. 月经史及婚育史

询问月经初潮的年龄、月经周期和经期。月经周期延长者的预产期需相应推迟。婚育史包括结婚年龄、丈夫健康状况、既往妊娠和分娩情况,有无早产、流产、异位妊娠等,了解出生时新生儿情况及现存子女情况等。

4. 既往史

询问孕妇有无心脏病、高血压、糖尿病、血液病、肝肾疾病等,了解其发病时间及治疗情况。询问孕妇有无外伤史及手术史等。

5. 家族史

询问家族中有无精神病史、遗传病史、双胎妊娠史等。如果有家族遗传病史,应及时进行遗传咨询并筛查,决定是否继续妊娠。

6. 推算预产期(EDC)

以末次月经(LMP)第 1 天开始计算,月份减 3 或加 9,日期加 7。若孕妇只知道农历日期,计算时先把农历日期换算成公历日期,再推算预产期。若末次月经记不清,可根据妊娠时妇科检查记录(如早孕反应的时间、胎动的时间、子宫底高度及 B 超检查等)加以估计。实际分娩日期与推算的预产期可能相差 1~2 周。

二、身体评估

（一）全身检查

观察发育、营养及精神状态，注意身高及步态，观察脊柱、下肢有无畸形。检查心肺有无异常；乳房发育情况，有无乳头凹陷；下肢有无水肿。测量血压和体重，孕妇正常血压不应≥140/90mmHg，或者与基础血压相比不应＞30/15mmHg，孕晚期每周体重增加不应＞0.5kg。

（二）产科检查

产科检查包括腹部检查、骨盆测量、阴道检查、肛门指诊及绘制妊娠图。

1. 腹部检查

孕妇排空膀胱后，仰卧于检查床上，暴露腹壁，两腿屈曲略分开。检查者站在孕妇右侧，腹部检查主要了解胎儿大小、胎产式、胎先露、胎方位。

（1）视诊 观察腹形，如孕妇腹壁向前突出，为尖腹，多见于初产妇；腹壁向下悬垂，为悬垂腹，多见于腹壁松弛的经产妇，两者均应考虑有骨盆狭窄的可能。注意腹形大小，如腹形过大者，可能是双胎、羊水过多、巨大儿等；如腹形过小、宫底较低者，可能为胎儿宫内发育受限、孕周推算错误等。检查腹壁皮肤有无妊娠纹、手术瘢痕及水肿等。

（2）触诊 孕妇排空膀胱后仰卧于检查床上，暴露腹壁，两腿屈曲略分开。检查者站在孕妇右侧，在做前三步手法时面向孕妇头端，做第四步手法时面向孕妇足端（图2-7）。用手测量宫底高度，用软尺测量耻骨联合上方至宫底的高度及腹围值。用四步触诊法检查子宫大小、胎产式、胎先露、胎方位及先露是否衔接。

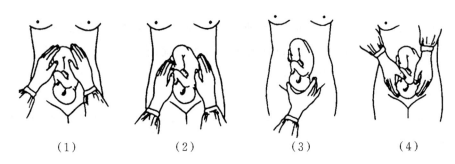

|（1）| （2）| （3）| （4）|

图2-7 胎位检查的四步触诊法

第一步：检查者双手置于宫底部，用两手指腹轻压宫底，判断宫底的高度及宫底部的胎儿部分，如果触及圆而硬有浮球感的则是胎头，触及软而不规则的则是胎臀。

第二步：双手分别置于腹壁的两侧，交替轻轻深按，分辨胎背及四肢的位置。触及平坦而饱满的是胎背，触及凹凸不平、时有变形的是肢体。

第三步：检查者右手拇指与其他四指分开置于孕妇耻骨联合上方，握住先露部，进一步判断先露是头还是臀，如果触及圆而硬有浮球感的是胎头，触及软而不规则的是胎臀。左右推动了解先露是否入盆,如胎先露可以左右移动,表示尚未衔接,若不能推动,则表示已衔接。

第四步:检查者面对孕妇足端,双手置于胎先露两侧并轻按,核实先露部的诊断是否正确及判断其入盆程度。

(3)听诊　妊娠 24 周以前,在孕妇脐下偏左或偏右听胎心音;妊娠 24 周以后,根据胎方位判断听诊部位,在胎背侧靠近头端听胎心音较清晰。头先露时,胎心在脐下方左、右两侧听取;臀先露时,胎心在脐上方左、右两侧听取;肩先露时,胎心在靠近脐部偏下方听取。正常胎心率为 110～160 次/分,若胎心率<110 次/分或>160 次/分或不规则,均提示胎儿宫内窘迫。

2. 骨盆测量

骨盆测量可以了解骨盆的大小、形态,以便了解分娩时胎儿能否经产道顺产。骨盆测量分为外测量和内测量。

(1)骨盆外测量　①髂棘间径(图 2－8):孕妇取伸腿仰卧位,测量两髂前上棘外缘间的距离,正常值为 23～26cm。②髂嵴间径(图 2－9):孕妇体位同上,测量两髂嵴外缘间最宽的距离,正常值为 25～28cm。以上两径线间接反映骨盆入口横径的长度。③骶耻外径(图 2－10):孕妇取左侧卧位,右腿伸直,左腿屈曲,测量耻骨联合上缘中点至第 5 腰椎棘

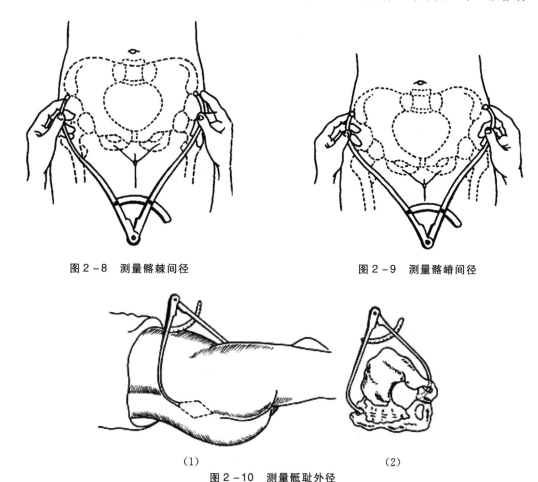

图 2－8　测量髂棘间径　　　　　　　　图 2－9　测量髂嵴间径

（1）　　　　　　　　　　（2）

图 2－10　测量骶耻外径

突下的距离,正常值为 18~20cm。第 5 腰椎棘突下相当于米氏菱形窝的上角,或者髂嵴后连线中点下 1~1.5cm 处。此径线间接反映骨盆入口前后径长度,是骨盆外测量中最重要的径线。④坐骨结节间径(出口横径,图 2-11):孕妇取仰卧位,两腿屈曲,两手抱膝,测量两坐骨结节内侧缘的距离,正常值为 8.5~9.5cm。⑤耻骨弓角度(图 2-12):用两手拇指指尖斜着对拢放置在耻骨联合下缘,两拇指平放在耻骨降支上,测量两拇指间的角度即为耻骨弓角度,正常值为 90°。小于80°为不正常。此角度反映骨盆出口横径的宽度。

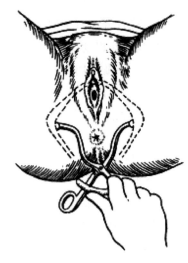

图 2-11 测量坐骨结节间径

(2)骨盆内测量 适用于骨盆外测量有异常者,在妊娠 24~36 周进行。检查时将食指、中指伸入阴道,测量从耻骨联合下缘至骶岬上缘中点的距离,称为骶耻内径(图 2-13)。正常值为 12.5~13cm,该值减去 1.5~2cm 为骨盆入口前后径的长度。骨盆内测量还包括测量坐骨棘间径的长度(图 2-14),即测量两侧坐骨棘间的距离。方法是一手食指、中指进入阴道内,分别触及两侧坐骨棘,估计其间距离,正常值约为 10cm。

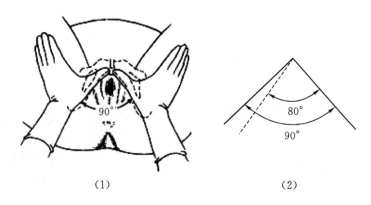

(1)　　　　　　　　　　　　　(2)

图 2-12 测量耻骨弓角度

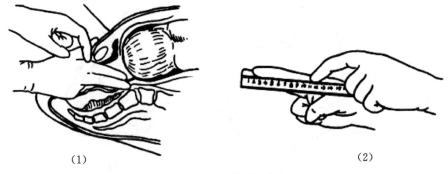

(1)　　　　　　　　　　　　　(2)

图 2-13 测量骶耻内径

3. 阴道检查

在妊娠早期初诊时应做双合诊检查,了解产道、子宫及附件有无异常。在妊娠最后一个月及临产后应避免不必要的检查,确需检查时应外阴消毒,戴消毒手套,以防感染。

4. 肛门指诊

肛门指诊可了解胎先露、骶骨弯曲度、坐骨棘间径、坐骨切迹宽度及骶尾关节活动度等情况,并测量出口后矢状径。

5. 绘制妊娠图

将以上各项检查结果(如血压、体重、宫高、腹围、胎位、胎心率等)分别记录于妊娠图上,绘制成曲线,称为妊娠图。妊娠图可观察动态变化,及早发现并处理异常情况。

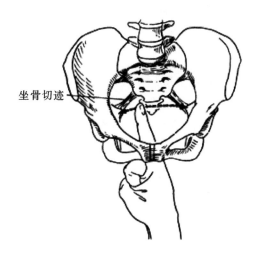

坐骨切迹

图 2-14 测量坐骨棘间径

三、心理-社会评估

1. 妊娠早期
评估认知程度。

2. 妊娠中、晚期
评估心理准备程度、角色转换、社会支持系统等。

四、辅助检查

必查项目:血常规、尿常规、肝肾功能、心电图、妊娠 24~28 周进行 75g 口服葡萄糖耐量试验(OGTT)、产前筛查、产前诊断。

建议检查项目:对有早产高危因素者,建议行超声测量宫颈长度,取宫颈阴道分泌物检测胎儿纤维连接蛋白(IFN)水平。

五、胎儿健康状况的评估

(一)确定是否为高危儿

高危儿包括:①孕龄<37 周或≥42 周;②出生体重<2500g;③巨大儿(≥4000g);④出生后 1 分钟 Apgar 评分≤4 分;⑤产时感染;⑥高危孕产妇的胎儿;⑦手术产儿;⑧新生儿的兄姐有新生儿期死亡;⑨双胎或多胎儿。

(二)胎儿宫内情况的监护

1. 妊娠早期

(1)妇科检查 确定子宫大小是否与孕周相符。

（2）超声检查　妊娠第5周B超检查可见宫内妊娠囊,确定为宫内妊娠;妊娠6~7周可见宫内胚芽及原始心管搏动,确定为活胎。超声多普勒(D超)在妊娠第7周能探测到胎心音。

2. 妊娠中期

（1）宫高、腹围:手测宫底高度,尺测子宫长度和腹围,判断胎儿大小是否与孕周相符。

（2）超声检查:B超测胎头双顶径,从妊娠22周起双顶径每周增加约0.22cm,可了解胎儿发育情况。

（3）胎心监测:了解有无胎儿缺氧。

（4）胎儿染色体异常的筛查与诊断。

3. 妊娠晚期

（1）定期产前检查。

（2）胎动计数(最安全、最简便):①胎动计数≥10次/2小时为正常。②胎动计数<10次/2小时,或逐日下降50%而不能恢复,提示胎儿缺氧可能。③一般认为胎动消失24~48小时后,胎心才消失。

（3）B超检查:了解胎儿生长发育状况,并能判断胎位、胎盘位置、羊水量、胎盘成熟度。

（4）胎儿电子监测。

1）胎心率的监测:监护仪记录的胎心率有两种基本变化。①胎心率基线:是在无宫缩时或宫缩间歇期记录的胎心率,须持续观察10分钟以上;②胎心率一过性变化:指与子宫收缩有关的胎心率变化,有三种类型,包括无变化、加速和减速。其中减速可分为早期减速、变异减速和晚期减速三种。

Ⅰ.早期减速(图2-15)

胎心率减速与子宫收缩同时开始,子宫收缩后迅速恢复正常,下降幅度<50次/分,时间短,恢复快。其原因为宫缩时胎头受压,脐血流量一时性减少,不受体位或吸氧而改变。

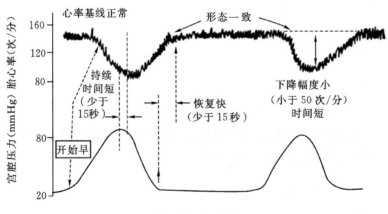

图2-15　早期减速

Ⅱ. 变异减速(图 2 – 16)

宫缩开始后胎心率不一定减速,减速与宫缩之间无恒定关系。一旦减速,则下降幅度大(>70 次/分),持续时间不定,恢复快。这可能与子宫收缩时脐带受压兴奋迷走神经有关,孕妇左侧卧位可减轻症状。

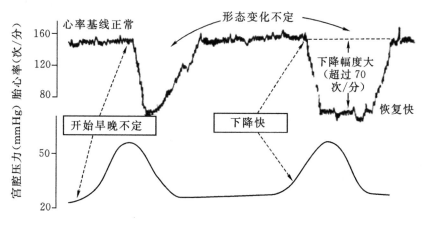

图 2 – 16　变异减速

Ⅲ. 晚期减速(图 2 – 17)

子宫收缩开始后一段时间出现胎心率减慢,下降缓慢,下降幅度 <50 次/分,持续时间长,恢复慢。一般认为是胎儿缺氧的表现,应予以高度重视。

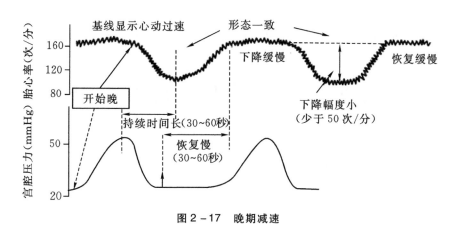

图 2 – 17　晚期减速

2)预测胎儿宫内储备能力:

①无应激试验(NST):即观察胎动时胎心率变化。正常情况下,监测 20 分钟有 3 次以上胎动且伴胎心率加速 >15 次/分,持续时间 >15 秒,称为反应型,提示胎儿情况良好;如胎动时胎心率加速 <15 次/分,或胎动时无胎心率加速,称为无反应型,提示胎儿缺氧。

②缩宫素激惹试验(OCT):又称宫缩应激试验(CST),用缩宫素诱导宫缩或自然宫缩时用胎儿监护仪记录胎心率变化。若多次宫缩后重复出现晚期减速,胎心率基线变异减

少,胎动后无胎心率增快,为 OCT 阳性,提示胎盘功能减退。若胎心率基线有变异或胎动后胎心率加快,无晚期减速,为 OCT 阴性,提示胎盘功能良好,1 周内无胎儿死亡的危险,可在 1 周后重复本试验。

胎儿缺氧时胎心率异常变化:①无宫缩与胎动时,胎心率 >160 次/分或 <120 次/分,持续 10 分钟以上;②胎心率基线(BFHR)变异频率 <5 次/分或变异消失;③无应激试验(NST)无反应型,即持续监护 20 分钟,胎动时胎心率加速 <15 次/分,持续时间 <15 秒;④缩宫素激惹试验(OCT)出现频繁重度变异减速或晚期减速。

(三)胎儿成熟度的检查

(1)孕周核实　根据末次月经的第 1 天计算,孕龄满 37 周胎儿发育成熟。

(2)估计胎儿体重　胎儿体重≥2500g 为发育成熟。估算公式:胎重(g) = 宫高(cm)×腹围(cm) +200。

(3)胎盘成熟度检查(B 超)　0 级为未成熟;Ⅰ级为开始趋向成熟;Ⅱ级为成熟期;Ⅲ级为已成熟并趋向老化。

(4)羊膜腔穿刺抽羊水检测　卵磷脂/鞘磷脂(L/S)≥2,提示胎肺已成熟。羊水泡沫试验或振荡试验可判断胎肺是否成熟。

(四)胎儿先天畸形及其遗传性疾病的产前诊断

有条件者可选择以下方法。

(1)遗传细胞学检查:抽取羊水或脐血,提取胎儿细胞做染色体核型分析。

(2)B 型超声:检查无脑儿、脑积水儿及脊柱裂儿等。

(3)羊水中的酶与蛋白测定:诊断代谢缺陷性疾病、开放性神经管缺陷等。

第六节　妊娠期常见症状及其护理

一、妊娠期常见症状及其护理

1. 早孕反应

约半数以上的孕妇在孕早期出现不同程度的恶心、呕吐。轻者无须处理,可自行缓解;症状明显者应避免空腹或突然改变姿势;少食多餐,饮食清淡,必要时遵医嘱用药;多与孕妇交谈,给予心理上的支持。

2. 尿频

尿频多于妊娠早期和晚期出现,一般排除泌尿系统感染后无须特殊处理。

3. 阴道分泌物增多

妊娠前 3 个月和后 3 个月孕妇阴道分泌物增多较为明显,为妊娠期的生理变化。在排除假丝酵母菌、滴虫、淋菌等感染后,指导孕妇注意保持外阴清洁。温开水清洗外阴,

1 次/天,勤换内裤(最好穿着透气性好的棉质内裤)。

4. **腰背痛**

妊娠期间,特别是妊娠后期,关节韧带松弛,增大的子宫使孕妇重心后移,腰椎前突,背伸肌处于持续紧张状态而引起腰背痛。症状较轻者经休息后可缓解。若症状明显,则应卧床休息,适当补充钙剂,同时服用维生素 A、维生素 D 以促进钙的吸收,并热敷腰骶部以缓解症状。必要时遵医嘱应用止痛药物。

5. **下肢、外阴水肿及静脉曲张**

下肢、外阴水肿及静脉曲张随孕周增加而逐渐加重,应避免长时间站立或行走,休息时抬高下肢。静脉曲张的患者可用弹性绷带缠绑下肢。

6. **痔疮及便秘**

养成良好的排便习惯,多食富含纤维素的新鲜蔬菜和水果,多饮水,少吃辛辣食物。必要时遵医嘱口服缓泻剂,禁用峻泻剂和禁止灌肠。

7. **仰卧位低血压综合征**

指导孕妇取左侧卧位,可缓解症状。

8. **水肿**

嘱孕妇左侧卧位休息,休息时下肢抬高 15°,适当限制钠盐的摄入。

9. **贫血**

增加含铁食物的摄入,如肝脏、瘦肉等。必要时补充铁剂,为减轻铁剂对胃肠道的刺激,可于餐后 20 分钟服用,同时服用维生素 C,或者用果汁送服,可以促进铁的吸收。

10. **下肢肌肉痉挛**

下肢肌肉痉挛是孕妇缺钙的表现。应在饮食中增加钙的摄入;避免腿部疲劳、受凉;遵医嘱口服钙剂、维生素 A、维生素 D;一旦发生下肢肌肉痉挛,应背屈肢体,站直前倾,或局部热敷按摩。

二、心理护理

了解孕妇对妊娠期生理变化过程的认识及心理适应程度,对孕妇进行孕期相关知识的宣教,提供心理支持,有效帮助孕妇消除不良情绪。

三、健康教育

1. **异常症状的判断**

孕妇出现下列症状时应立即就诊:①阴道流血;②寒战、发热;③腹部疼痛;④妊娠 3 个月后持续恶心、呕吐;⑤胸闷、眼花、气短;⑥突然阴道流液;⑦胎动计数突然减少等。

2. **营养指导**

指导孕妇合理膳食,满足自身和胎儿发育的需要,并为分娩和哺乳做准备。

3. **活动与休息**

正常妊娠坚持工作到 28 周,28 周后适当减轻工作量;保证充足睡眠。

4. 孕妇自我监护

胎动计数是孕妇自我监护胎儿宫内情况的重要手段。嘱孕妇每日早、中、晚各数胎动 1 小时,累计相加乘 3,即为 12 小时胎动计数。孕 28 周以后,胎动计数 >3 ~ 5 次/小时或胎动计数 >30 次/12 小时为正常,如果胎动计数 <10 次/2 小时或减少 50% ,提示可能有胎儿窘迫。

5. 性生活指导

妊娠前 3 个月和后 3 个月应避免性生活,以防流产、感染及早产。

复 习 题

1. 下列关于早孕的诊断,正确的是(   )

A. 阴道及宫颈充血呈红色

B. 子宫增大变硬,呈球形

C. 黑加征阳性

D. 氯米芬试验阳性

E. 连续 3 天肌内注射黄体酮,停药后出现阴道流血

2. 关于胎盘功能的叙述错误的是(   )

A. 供给营养物质及排泄作用

B. 能阻止细菌、病毒通过

C. 合成激素和酶

D. 气体交换

E. 免疫功能

3. 关于羊水的叙述,不正确的是(   )

A. 为羊膜腔内的液体

B. 足月妊娠时羊水量为 800 ~ 1000ml

C. 呈弱酸性

D. 早期羊水主要来源于母体血浆透析液

E. 妊娠中期主要来源于胎儿尿液

4. 关于胎儿发育特征的叙述正确的是(   )

A. 妊娠 12 周末,可用听筒从腹部听到胎心音

B. 妊娠 8 周末,胚胎初具人形

C. 妊娠 28 周末,孕妇开始自觉胎动

D. 妊娠 32 周末,胎儿身长 35cm,体重 1000g

E. 妊娠 36 周末,胎儿身长 40cm,体重 1700g

5. 关于胎心音,下列叙述正确的是(   )

A. 初产妇在妊娠 18～20 周经腹壁可用听筒闻及

B. 呈吹风样声音

C. 胎心率与孕妇心率近似

D. 为单音律

E. 妊娠 24 周后,胎心音在胎儿肢体侧听得最清楚

6. 关于妊娠期生殖系统变化的叙述正确的是(　　)

A. 宫颈腺体分泌减少

B. 阴唇色素沉着不显著

C. 妊娠晚期子宫呈不同程度左旋

D. 子宫峡部在妊娠后期形成子宫下段

E. 卵巢仍可排卵

7. 孕妇常见的心理反应哪项不正确(　　)

A. 内省　　　　　　　　　B. 矛盾心理　　　　　　　　C. 情绪不稳定

D. 惊讶和震惊　　　　　　E. "患者"角色

8. 胎盘由下列哪些组织构成(　　)

A. 平滑绒毛膜、包蜕膜、羊膜

B. 平滑绒毛膜、底蜕膜、真蜕膜

C. 叶状绒毛膜、包蜕膜、真蜕膜

D. 叶状绒毛膜、底蜕膜、羊膜

E. 叶状绒毛膜、底蜕膜、真蜕膜

9. 下列哪项乳房变化与妊娠无关(　　)

A. 乳头凹陷　　　　　　　B. 乳头、乳晕着色　　　　　C. 乳晕皮脂腺隆起

D. 乳房发育增大　　　　　E. 妊娠末期可挤出初乳

10. 关于胎先露定义的叙述,正确的是(　　)

A. 最先进入骨盆入口平面的胎儿部分

B. 最先进入骨盆出口平面的胎儿部分

C. 胎儿最先娩出的部分

D. 肛查能触及的胎儿部分

E. 指胎体纵轴与母体纵轴之间的关系

11. 王某,停经 2 个月,经检查已怀孕,子宫增大至超出骨盆腔的孕周为(　　)

A. 妊娠 6 周后　　　　　　B. 妊娠 8 周后　　　　　　　C. 妊娠 12 周后

D. 妊娠 16 周后　　　　　 E. 妊娠 18 周后

12. 23 岁妇女,停经 56 天,恶心、呕吐,诊断为妊娠早期。护士告知其早孕反应消失的时间一般为(　　)

A. 妊娠 4 周左右　　　　　B. 妊娠 6 周左右　　　　　　C. 妊娠 8 周左右

D. 妊娠 12 周左右　　　　 E. 妊娠 14 周左右

13. 26 岁妇女,孕 34 周,进行产前检查。下列关于胎心音的说法,正确的是(　　)

A. 胎心率正常范围为 120～140 次/分

B. 胎心音节律快,不易和其他声音混淆

C. 枕先露时胎心音多在脐下腹中线左侧或右侧听取

D. 胎心音靠近胎背侧下方的孕妇腹壁部位听诊比较清晰

E. 臀先露时胎心音的听诊部位在脐下左、右侧腹部

14. 30 岁妇女,孕 34 周,下列哪项不属于产科检查内容(　　)

A. 腹部检查 　　　　 B. 骨盆测量 　　　　 C. 血压及体重测量

D. 阴道检查 　　　　 E. 肛查

15. 妊娠 20 周妇女,进行 B 超检查,下列哪项不能显示(　　)

A. 胎先露 　　　　 B. 胎心搏动 　　　　 C. 胎儿双顶径

D. 胎肺成熟度 　　　　 E. 胎盘成熟度

16. 停经 53 天妇女,经检查为妊娠早期。下列哪项不是妊娠早期的诊断依据(　　)

A. 子宫颈变软

B. 尿 HCG 阳性

C. 基础体温呈单相型

D. 阴道壁及宫颈充血,呈紫蓝色

E. 子宫增大变软

17. 孕 38 周妇女,已临产,护士行骨盆测量,下列哪项不属于骨盆外测量的径线(　　)

A. 髂棘间径 　　　　 B. 髂嵴间径 　　　　 C. 骶耻外径

D. 骶耻内径 　　　　 E. 出口横径

18. 26 岁初产妇,足月,诊断为混合臀先露,骨盆外测量:髂棘间径 26cm,髂嵴间径 28cm,骶耻外径 19.5cm,坐骨结节间径 9.5cm。该产妇的骨盆属于(　　)

A. 均小骨盆 　　　　 B. 扁平骨盆 　　　　 C. 正常骨盆

D. 横径狭窄骨盆 　　　　 E. 漏斗骨盆

19. 27 岁,初产妇,自然流产,胎儿约重 1000g,身长约 35cm,估计孕周为(　　)

A. 孕 16 周 　　　　 B. 孕 20 周 　　　　 C. 孕 24 周

D. 孕 28 周 　　　　 E. 孕 32 周

20. 28 岁妇女,孕 24 周,行孕期检查。产科检查中四步触诊法的目的是检查(　　)

A. 子宫大小、胎产式、胎先露、胎方位及先露是否衔接

B. 子宫大小、胎姿势、胎产式、胎先露

C. 胎姿势、胎产式、胎先露及先露是否衔接

D. 子宫大小、胎姿势、胎产式、胎先露

E. 子宫大小、胎先露、胎方位及先露是否衔接

21. 女,25 岁,妊娠 8 周,不应该出现的是(　　)

A. 尿妊娠试验阳性

B. 尿频现象

C. 在耻骨联合上扪及子宫底

D. 乳房增大,乳头、乳晕着色

E. 早孕反应

22. 30 岁,初产妇,妊娠 36 周,感不适,疑为缺钙就诊。护士告知缺钙最常见的表现是( )

A. 腓肠肌痉挛
B. 腰骶部疼痛
C. 下肢水肿

D. 尿频
E. 皮肤弹力纤维断裂

(23 ~ 25 题共用题干)

刘某,初产妇,末次月经日期记不清,检查时子宫底脐上三横指,四步触诊法结果:子宫底部触到坚硬的胎头,耻骨联合上方触到较软而宽、不规则的胎臀,胎背位于母体腹部右前方,胎心音正常,骨盆外测量正常。

23. 该孕妇孕周估计为( )

A. 20 周末
B. 24 周末
C. 28 周末

D. 32 周末
E. 36 周末

24. 初步判断该孕妇胎方位为( )

A. 骶左前
B. 骶右前
C. 骶左后

D. 骶右后
E. 骶左横

25. 在产科复诊的检查中,下列哪项一般不再复查( )

A. 测量血压
B. 骨盆外测量
C. 听胎心

D. 胎方位
E. 测量体重

(26 ~ 27 题共用题干)

李某,孕 35 周,经常仰卧位睡眠,现睡觉时自觉头晕、乏力,血压 75/50mmHg。该孕妇既往无心脏病史、头晕史,产科检查正常。

26. 该孕妇的症状可能是因为( )

A. 妊娠合并糖尿病
B. 突发心脏病
C. 妊娠期低血糖

D. 仰卧位低血压
E. 妊娠期贫血

27. 引起该症状的原因是( )

A. 孕妇回心血量降低,心排血量降低

B. 孕妇糖耐量改变,血糖水平升高

C. 孕期代谢率高,血糖水平降低

D. 孕妇心脏负担过重

E. 孕期代谢率高,诱发甲亢

(28 ~ 29 题共用题干)

一初产妇,29 岁,孕 20 周,已建围产期保健卡,末次月经为 2018 年 12 月 20 日,今日来院进行系列检查。

28. 产前检查的时间间隔叙述正确的是( )

A. 自 20 周起 1 次/2 周

B. 自 20 周起 1 次/4 周

C. 20~36 周 1 次/2 周, 自 36 周起 1 次/周

D. 20~36 周 1 次/4 周, 自 36 周起 1 次/周

E. 20~36 周 1 次/4 周, 自 36 周起 2 次/周

29. 该孕妇自觉胎动的时间是( )

A. 妊娠 14~16 周   B. 妊娠 16~18 周   C. 妊娠 18~20 周

D. 妊娠 20~22 周   E. 妊娠 22~24 周

第三章　分娩期妇女的护理

分娩是指妊娠满 28 周及以上,胎儿及其附属物自临产开始到由母体娩出的全过程。其中,早产是指妊娠满 28 周至不满 37 足周期间的分娩;足月产是指妊娠满 37 周至不满 42 足周期间的分娩;过期产是指妊娠满 42 周及以上的分娩。

第一节　影响分娩的因素

影响分娩的因素包括产力、产道、胎儿及产妇的精神心理因素。若各个因素均正常且能相互适应,胎儿能顺利经阴道自然娩出,称为正常分娩,即顺产。

一、产力

将胎儿及其附属物从宫腔内逼出的力量,称为产力。产力包括子宫收缩力(简称宫缩),腹肌、膈肌收缩力(统称腹压),肛提肌收缩力。

（一）子宫收缩力

子宫收缩力是临产后的主要产力,贯穿于整个分娩的全过程。临产后的宫缩能迫使宫颈管缩短直至消失、宫口扩张、先露部不断下降、胎儿及胎盘娩出。临产后正常宫缩具有以下特点。

1. 节律性

宫缩节律性是临产的重要标志。正常宫缩是宫体肌有节律地阵发性收缩,每次阵缩由弱渐强(进行期),维持一段时间(极期),随后由强渐弱(退行期),直到完全消失进入间歇期。宫缩如此反复出现,直到分娩全过程结束。临产开始时宫缩持续 30 ~ 40 秒,间歇期为 5 ~ 6 分钟。随着产程进展,宫缩持续期渐长,间歇期渐短。当宫口开全(10cm)后,间歇期仅 1 ~ 2 分钟,宫缩持续时间约 60 秒(图 3 - 1)。宫缩时,子宫肌壁血管受压,子宫血流量减少,出现"阵痛",间歇期子宫肌肉放松,子宫血流量恢复,"阵痛"消失。

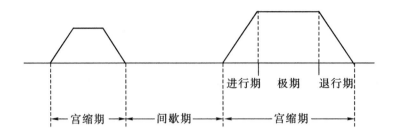

图 3 - 1 临产后正常宫缩节律示意图

2. 对称性和极性

正常宫缩起自子宫两侧的宫角部,以微波形式向宫底中线集中,左右对称,然后向子宫下段扩散,此为宫缩的对称性。宫缩以子宫底部最强、最持久,向下逐渐减弱,子宫底部收缩力几乎是子宫下段的 2 倍,此为子宫收缩力的极性(图 3 -2)。

3. 缩复作用

子宫收缩时肌纤维缩短、变宽,间歇期肌纤维不能完全恢复到原来的长度,经反复收缩,肌纤维越来越短,宫腔内容积逐渐缩小,从而迫使胎先露下降及宫颈管消失,此为子宫肌纤维的缩复作用。

由于子宫肌纤维的缩复作用,子宫上段的肌壁越来越厚,子宫下段肌壁被牵拉得越来越薄,在两者间的子宫腔内面形成环行隆起,称为生理性缩复环,此环在产妇的腹壁上不易看见。

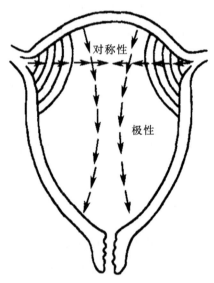

图 3 - 2 子宫收缩的对称性与极性

(二)腹肌及膈肌收缩力

腹肌及膈肌收缩力是第二产程时胎儿娩出的重要辅助力量。宫口开全后,胎先露已降至阴道。每当宫缩时,胎先露或前羊水囊压迫盆底组织及直肠,反射性地引起排便动作,产妇主动屏气向下用力,腹肌及膈肌收缩使腹内压增高。腹肌及膈肌收缩力在第三产程还可促使已剥离的胎盘娩出。

(三)肛提肌收缩力

肛提肌收缩力可协助胎先露在盆腔进行内旋转。当胎头枕部露于耻骨弓下缘时,能协助胎头仰伸及娩出。当胎儿娩出后,胎盘降至阴道时,肛提肌收缩力也有助于胎盘娩出。

二、产道

产道是指胎儿娩出的通道,分为骨产道和软产道。

(一)骨产道

骨产道即真(小)骨盆,其大小、形态与分娩密切相关。

(二)软产道

软产道是由子宫下段、子宫颈、阴道及骨盆底组织构成的弯曲通道。

1. 子宫下段的形成

子宫下段由子宫峡部形成。子宫峡部非孕期时长约1cm,妊娠12周后逐渐扩展成为宫腔的一部分,至妊娠晚期峡部被逐渐拉长形成子宫下段。临产后宫缩使子宫下段进一步拉长,达7～10cm,构成软产道的一部分(图3-3)。

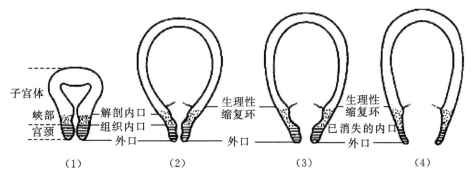

图3-3　子宫下段形成和宫口扩张

2. 子宫颈的变化

(1)宫颈管消失　临产前子宫颈管长2～3cm。临产后规律宫缩牵拉子宫颈内口的子宫肌纤维及周围韧带,加之胎先露下降使前羊膜囊呈楔状,致使子宫颈内口向上、向外扩张,宫颈管呈漏斗状,此时子宫颈外口变化不大。随后宫颈管逐渐缩短直至消失,成为子宫下段的一部分。

初产妇多是宫颈管先消失,宫颈外口后扩张;经产妇则多是宫颈消失与宫颈外口扩张同时进行。

(2)宫颈口扩张　临产前初产妇的宫颈外口仅容纳一指尖,经产妇能容纳一指。临产后,子宫收缩及缩复向上牵拉宫颈口扩张。此外,胎先露衔接使前羊水滞留于前羊膜囊,也有助于子宫颈口扩张。破膜后,胎先露部直接压迫子宫颈,扩张宫颈口作用进一步加强。随着产程进展,子宫颈口开全(10cm)时,足月妊娠胎头才能通过。

3. 骨盆底组织、阴道及会阴的变化

前羊膜囊及胎先露部将阴道上部撑开,破膜后胎先露下降直接压迫骨盆底,使软产道下段形成一个前壁短而后壁长、向前弯曲的通道。

阴道黏膜皱襞展平使腔道加宽,阴道外口开向前上方。破膜后胎先露直接压迫骨盆底,肛提肌向下、向两侧扩张,肌纤维拉长,会阴体变薄,由原来 3～4cm 伸展变薄至 2～4mm,分娩时若保护不当,易造成会阴裂伤。

三、胎儿

分娩能否正常进行还取决于胎儿大小、胎位及有无畸形。

(一)胎儿大小

胎头是胎体的最大部分,也是胎儿通过产道最困难的部分。胎儿过大致胎头径线过大时,可因头盆不称而造成难产。

1. 胎头颅骨

胎头颅骨由两块顶骨、两块额骨、两块颞骨及一块枕骨构成。颅骨间的缝隙为颅缝,其中,两顶骨间为矢状缝,顶骨与额骨间为冠状缝,枕骨与顶骨间为人字缝。颅缝交界处较大的空隙为囟门。其中,冠状缝与矢状缝会合处的菱形空隙为前囟门,人字缝与矢状缝会合处的三角形空隙为后囟门,前、后囟门与连接其间的矢状缝是确定胎方位的重要标志。颅缝与囟门均有软组织覆盖,使胎头在分娩时轻微移位重叠,以缩小头颅体积,有利于胎头的娩出。

2. 胎头径线

胎头大小可通过胎头径线来判断,主要径线如下。

(1)双顶径 两顶骨隆突间的距离,平均值约为 9.3cm(图 3-4),可通过 B 超测量。

(2)枕额径 鼻根上方至枕骨隆突的距离,平均值约为 11.3cm(图 3-4)。

(3)枕下前囟径 前囟中央至枕骨隆突下方的距离,平均值约为 9.5cm(图 3-4)。

(4)枕颏径 颏骨下方中央至后囟顶部的距离,平均值约为 13.3cm(图 3-4)。

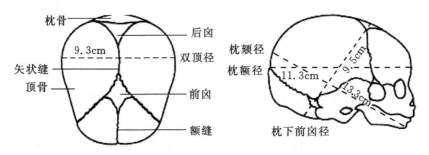

图 3-4 胎头颅骨、颅缝、囟门与径线

(二)胎位

除枕左前(LOA)及枕右前(ROA)为正常胎位而容易顺产外,其余胎位均对分娩有不同程度的影响。若为纵产式(头先露或臀先露),胎体纵轴与骨盆轴相一致,容易通过产道。头先露时胎头先通过产道,较臀先露容易娩出。头先露时,由于分娩过程中颅骨重叠,使胎头变形、周径缩小,有利于胎头娩出。臀先露时,胎臀先娩出,胎臀较胎头周径小,且软而不规则,软产道不能得到充分扩张,加之胎头娩出无变形机会,导致后出胎头困难。若为横产式(肩先露),胎体纵轴与母体产道垂直,分娩更困难,足月活胎不能通过产道,对母儿生命威胁极大。

（三）胎儿畸形

有些胎儿畸形使胎儿身体局部过大,如脑积水、联体儿等,胎头或胎体通过产道困难。

四、精神心理因素

在分娩过程中,由于分娩阵痛的刺激、陌生环境及担心自己不能正常分娩等因素影响,多数产妇表现为紧张、焦虑,从而影响子宫收缩,引起宫缩乏力、产程延长、胎先露下降受阻;同时产妇神经内分泌也发生变化,交感神经兴奋,儿茶酚胺释放增多,血压升高,导致胎儿缺氧,出现胎儿窘迫。所以在产程中应给予产妇心理支持,耐心讲解分娩的生理过程,尽量消除产妇的焦虑和恐惧心理,使产妇顺利度过分娩期。

第二节 正常分娩期妇女的护理

一、分娩机制

分娩机制指胎儿先露部通过产道时,随骨盆各平面的不同形态,被动进行的一连串适应性转动,以其最小径线通过产道的全过程。临床上以枕左前位最多见,故以枕左前位的分娩机制为例来说明。

1. 衔接

胎头双顶径进入骨盆入口平面,胎头颅骨最低点接近或达到坐骨棘水平,称为衔接。正常情况下,胎头呈半俯屈状态以枕额部衔接,胎头矢状缝位于骨盆入口平面的右斜径上,枕骨在骨盆的左前方(图3-5)。部分初产妇于预产期前1~2周内胎头衔接,而经产妇多在临产后开始衔接。

2. 下降

胎头沿骨盆轴前进的动作称为下降,下降动作呈间断性,并贯穿于分娩全过程,与其他动作伴随。下降是在宫缩推动下进行的,下降的速度在产程初期慢,在活跃晚期和第二产程速度加快。临床上以宫口扩张和胎头下降的程度作为判断产程进展的标志。

3. 俯屈

胎头下降至骨盆底时,胎头枕部遇到肛提肌阻力,借助杠杆作用进一步俯屈,由衔接时的枕额径(11.3cm)变为枕下前囟径(9.5cm),以最小的径线适应产道,有利于胎头继续下降(图3-6)。

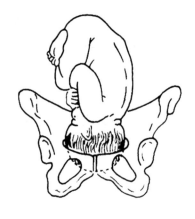

图 3-5 胎头衔接

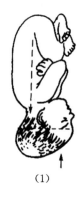
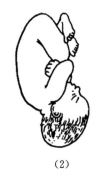

（1）　　　　　　（2）

图 3-6 胎头俯屈

4. 内旋转

为适应中骨盆及出口平面前后径大于横径的特点,胎头下降时枕部遇到肛提肌阻力而被推向阻力小、部位宽的前方,即胎头向右前方旋转 45°,使其矢状缝与中骨盆及骨盆出口的前后径相一致(图 3-7)。此动作于第一产程末完成。

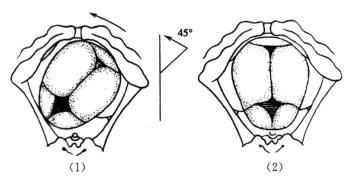

（1）　　　　　　　　　（2）

图 3-7 胎头内旋转

5. 仰伸

当胎头枕骨下部下降到达耻骨联合下缘时,宫缩和腹压继续迫使胎头下降,而肛提肌收缩力又将胎头向前推进。两者共同作用使胎头以耻骨弓为支点,逐渐仰伸,胎头顶、额、鼻、口、颏相继娩出(图 3-8)。此时双肩径沿骨盆左斜径进入骨盆入口。

6. 复位及外旋转

胎头娩出后,枕部先向左旋转 45°,恢复与胎肩的正常关系,称为复位。此时胎儿双肩在骨盆腔内继续下降,为适应骨盆形态,前(右)肩向前

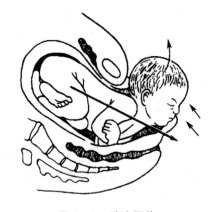

图 3-8 胎头仰伸

旋转 45°,使胎儿双肩径与骨盆出口前后径相一致,胎头枕部则需在外继续向左旋转 45°

以保持胎头与胎肩的垂直关系,称为外旋转(图 3 - 9、图 3 - 10)。

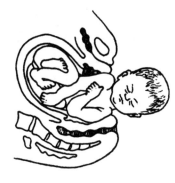 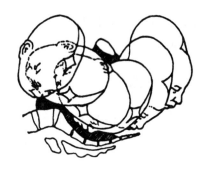

图 3 - 9　胎头外旋转　　　　　图 3 - 10　胎头娩出过程

7. 胎肩及胎儿娩出

胎头完成外旋转后,前(右)肩从耻骨弓下先娩出,随即后(左)肩自会阴前缘娩出,胎体及下肢随之娩出。至此,胎儿娩出全部完成(图 3 - 11)。

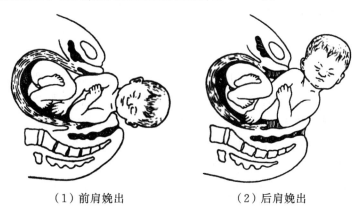

（1）前肩娩出　　　　　　　（2）后肩娩出

图 3 - 11　胎肩娩出

二、先兆临产

先兆临产又称分娩先兆,是指分娩开始之前出现的一些预示临产的征象,主要包括以下几方面。

1. 假临产〔又称不规律宫缩〕

宫缩持续时间短且不恒定,间歇时间长而不规律,且宫缩强度不增加。宫缩时不适主要集中在下腹部,宫颈管不缩短,宫颈口不扩张;常在夜间出现,清晨消失。镇静剂能抑制此种宫缩。

2. 胎儿下降感

部分孕妇在预产期前 1 ~ 2 周感到上腹部较前舒适,进食增多,呼吸轻快,为胎先露进入骨盆入口(衔接)使宫底位置下降所致。

3. 见红

分娩前 24~48 小时出现,因宫颈内口附近的胎膜与该处的子宫壁分离,毛细血管破裂致少量出血,并与宫颈管内黏液栓相混,经阴道排出,称为见红。见红是分娩即将开始比较可靠的征象。

三、临产诊断

临产的主要标志有:规律且逐渐加强的子宫收缩,同时伴有进行性宫颈管消失、宫口扩张及胎先露下降。用镇静药物不能抑制宫缩。

四、产程分期

总产程指从规律宫缩开始至胎儿、胎盘娩出,分为三个产程。

第一产程(宫颈扩张期):从规律宫缩开始至宫口开全(10cm)。第一产程分为潜伏期和活跃期。①潜伏期:从规律宫缩开始至宫颈口扩张 3~4cm,为宫颈口扩张的缓慢阶段,此期胎先露下降不明显。初产妇一般不超过 20 小时,经产妇不超过 14 小时。②活跃期:从宫颈口扩张 4~5cm 至宫颈口开全(10cm),为宫颈口扩张的加速阶段,最迟是开至6cm 才进入活跃期,此期胎先露下降明显,宫口扩张的速度应 ≥0.5cm/h。

第二产程(胎儿娩出期):从宫口开全至胎儿娩出。未实施硬膜外麻醉者,初产妇最长不超过 3 小时,经产妇不超过 2 小时。实施硬膜外麻醉者,初产妇最长不超过 4 小时,经产妇不超过 3 小时。值得注意的是,第二产程不应盲目等待至产程超过上述标准再进行评估,初产妇第二产程超过 1 小时即应关注产程进展,超过 2 小时必须由有经验的医师进行母胎情况全面评估,以决定下一步的处理方案。

第三产程(胎盘娩出期):从胎儿娩出到胎盘娩出,需 5~15 分钟,不超过 30 分钟。

五、第一产程产妇的护理

(一)临床表现

1. 规律宫缩

产程开始时,宫缩持续时间约 30 秒,间歇期为 5~6 分钟。随着产程进展,宫缩持续时间逐渐延长且强度增加,间歇期逐渐缩短。当宫口开全之后,宫缩持续可达 60 秒,间歇期缩短至 1~2 分钟。

2. 宫口扩张

规律宫缩可使宫颈管逐渐消失,宫口扩张。潜伏期宫颈扩张速度较慢,活跃期宫颈扩张速度加快。当宫颈口开全时,子宫下段、宫颈及阴道共同形成弯曲筒状通道。

3. 胎头下降

胎头下降程度是判断产程进展的重要标志。以胎头颅骨最低点与坐骨棘平面(S)的关系表明胎头下降程度。胎头颅骨最低点达坐骨棘时,记为"S^0";位于坐骨棘平面上

1cm 时,记为"S⁻¹";位于坐骨棘平面下 1cm 时,记为"S⁺¹";依此类推(图 3 - 12)。

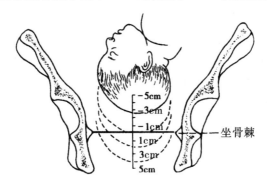

图 3 - 12　胎头高低的判断

4. 胎膜破裂

胎膜破裂简称破膜。随着产程进展,在胎先露逐渐下降过程中将羊水阻隔为前、后两部分,形成前羊膜囊。胎先露进一步下降使前羊膜囊压力逐渐升高,当压力增高至一定程度时,胎膜自然破裂,多发生在宫口接近开全或开全时。破膜后前羊水流出约100ml。破膜后胎先露直接压迫宫颈,可反射性增强子宫收缩,促进产程进展。

5. 疼痛

分娩时由于宫缩的刺激及宫颈扩张等因素会导致产妇产生不同程度的疼痛,随着宫缩增强,疼痛加剧,产妇表现为呻吟、哭泣,甚至尖叫等。

(二)护理问题

(1)疼痛　与宫缩的出现及宫颈扩张等有关。

(2)焦虑　与缺乏顺利分娩的信心及担心胎儿健康有关。

(3)知识缺乏　缺乏分娩的相关知识。

(三)护理措施

1. 提供心理支持

热情接待产妇;宣传分娩知识,解答产妇及其家属的疑惑,帮助产妇树立分娩的信心;做好生活护理,满足产妇的需求,促进有效适应。

2. 观察产程进展

(1)观察宫缩　用触诊法或胎儿电子监护仪观察宫缩。触诊法是助产人员将手掌放于产妇宫底下 2~3 横指较饱满的腹壁上,宫缩时宫体部隆起变硬,间歇期松弛变软。一般需连续观察 3 次,记录宫缩的持续时间、强度、间歇时间。胎儿电子监护仪可以描记宫缩曲线,观察每次宫缩的持续时间、强度和频率等反映宫缩的客观指标。每 1~2 小时观察 1 次,发现异常应及时报告医生并积极处理。

(2)监测胎心　①胎心听诊器或胎心多普勒仪于宫缩间歇时听胎心。潜伏期每 1~2 小时听 1 次,进入活跃期每 15~30 分钟听 1 次,每次听诊 1 分钟。如间歇期胎心率≥160 次/分或 <110 次/分或不规律,提示胎儿窘迫,应立即给产妇吸氧,并报告医生进一

步处理。②胎心监护仪监测时每次至少记录40分钟。

（3）胎膜破裂的处理　破膜后,应立即听取胎心,记录破膜时间,观察羊水的量、性状及颜色。头先露者,羊水被胎粪污染,提示胎儿缺氧,应及时进行处理。破膜 > 12 小时者,应给予抗生素预防感染。

（4）肛门检查或阴道检查　经肛门检查或阴道检查可了解宫口扩张和胎先露下降情况。一般初产妇潜伏期应每4小时1次,活跃期每1～2小时1次,了解宫颈软硬程度、厚薄及宫口扩张程度、是否破膜、骨盆腔大小,确定胎方位及胎头下降程度等。

3. 一般护理

（1）观察生命体征　每4～6小时测量血压、脉搏1次,如有异常立即报告医生,酌情增加测量次数。

（2）排尿与排便　临产后,应鼓励孕妇排尿,每2～4小时1次,并及时排便,以免影响宫缩和胎先露下降。

（3）补充液体和能量　鼓励产妇进高热量、易消化的清淡饮食,注意补充足够的水分,保存体力。

（4）活动和休息　注意休息,取左侧卧位。若胎膜未破且宫缩不强,鼓励产妇适当活动,以促进宫缩。

4. 促进舒适

（1）保持清洁卫生　协助产妇擦汗、更衣,及时更换污染床单,保持外阴部清洁、干燥。

（2）提供良好的环境　尽量保持环境安静整洁,维持适宜的温度、湿度。

（3）减轻疼痛　允许家属陪伴,指导产妇宫缩时调整呼吸,转移其注意力,或按摩腰骶部等,必要时遵医嘱应用药物镇痛。

六、第二产程产妇的护理

（一）临床表现

1. 规律宫缩增强

宫缩逐渐增强,宫缩可持续1分钟或以上,间歇期仅为1～2分钟。此时胎膜多自然破裂,若仍未破膜,应立即人工破膜。

2. 胎头下降

随着产程进展,胎头下降至骨盆出口并压迫盆底组织,产妇出现排便感,不自主向下屏气用力,会阴逐渐膨隆变薄,肛门括约肌松弛并张开。

（1）胎头拨露　宫缩时胎头露出阴道口,宫缩间歇期胎头又缩回阴道内,称为胎头拨露。

（2）胎头着冠　经过几次拨露,胎头双顶径越过骨盆出口,宫缩间歇期胎头不再缩回,称为胎头着冠(图3-13)。

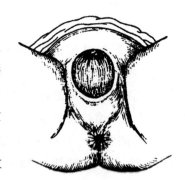

图3-13　胎头着冠

（3）胎儿娩出 胎头着冠后，会阴极度扩张，产程继续进展，胎头枕骨以耻骨弓为支点，出现仰伸动作，胎儿额、鼻、口、颏部相继娩出，接着胎头复位及外旋转，前肩、后肩和胎体相继娩出，之后羊水随即涌出。

3. 疼痛与排便感

由于宫缩的刺激及胎先露下降对盆底组织的压迫，产妇出现强烈的疼痛感及排便感。

（二）护理问题

（1）疼痛 与宫缩加强、会阴侧切等有关。

（2）有受伤的危险 与会阴侧切、新生儿产伤等有关。

（3）焦虑 与担心胎儿健康有关。

（4）知识缺乏 缺乏正确使用腹压的知识。

（三）护理措施

1. 缓解焦虑

陪伴产妇分娩，同时协助产妇擦汗、饮水等，告知产程进展情况，增强产妇的信心，减轻焦虑情绪。

2. 监测宫缩、胎心

观察宫缩强度及频率；密切监测胎心，每 5～10 分钟听胎心 1 次。若发现胎心或宫缩异常，应及时告知医生，并配合医生查找原因，积极处理。

3. 指导产妇正确使用腹压

宫口开全后，鼓励产妇配合宫缩屏气向下用力，促进产程进展，缩短第二产程。在宫缩间歇期，放松休息。胎头着冠后指导产妇宫缩时张口哈气，宫缩间歇期稍向下用力，使胎儿缓慢娩出。

4. 做好接产准备

初产妇宫口开全、经产妇宫口开大 6cm 以上且宫缩规则有力时，将产妇送入产房做好接产准备。

消毒外阴：①产妇双腿屈曲分开，臀下置便盆，先用聚维酮碘溶液纱布球擦洗外阴，顺序是大阴唇、小阴唇、阴阜、大腿内上 1/3、会阴和肛门周围。②将消毒干纱布球堵塞于阴道外口（防止冲洗液进入阴道），用聚维酮碘溶液冲洗，顺序是由上至下，由外到内，即阴阜、大阴唇、小阴唇、大腿内上1/3、会阴和肛门周围。③取出阴道外口纱布球，用聚维酮碘溶液擦洗消毒外阴，顺序同第②步。消毒完毕后移去臀下的便盆，铺消毒巾于臀下（图 3-14）。

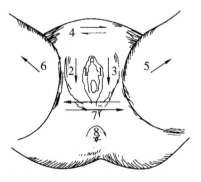

图 3-14 外阴消毒顺序

5. 接产

(1)保护会阴的时机　胎头拨露使阴唇后联合紧张时开始保护会阴,直至胎儿后肩娩出。

(2)评估会阴条件　导致会阴撕裂伤的主要原因是会阴过紧、缺乏弹性、会阴水肿、耻骨弓过低、胎儿过大等,若接产者估计分娩时会阴撕裂不可避免,或者母儿有病理情况需缩短第二产程时,可行会阴切开术(一般不作为常规切开)。

(3)保护会阴方法　会阴部盖消毒巾,接产者站在产妇右侧,右肘支在产床上,右手拇指与其余四指分开,利用手掌大鱼际肌顶住会阴部,当宫缩时应向上、向内方托压,间歇期放松,但不离开会阴部。

(4)接产要领　右手保护会阴的同时,左手协助胎头俯屈,当胎头枕部在耻骨弓下露出时,嘱产妇宫缩时张口哈气,在宫缩间歇期屏气用力,左手协助胎头仰伸,使胎头以最小径线在宫缩间歇期缓慢通过阴道口;然后继续协助胎肩及四肢娩出,胎肩娩出时仍应注意保护会阴(图3-15)。

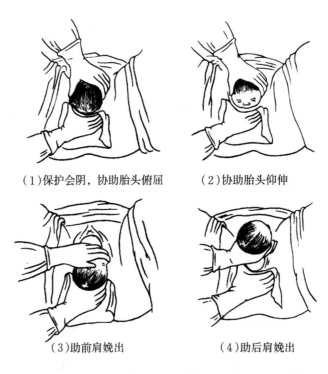

(1)保护会阴,协助胎头俯屈　　　(2)协助胎头仰伸

(3)助前肩娩出　　　(4)助后肩娩出

图3-15　接产步骤

(5)接产步骤　当胎头娩出后,立即用左手自鼻根向下颏挤压,挤出胎儿口鼻内的羊水及黏液,以防吸入性肺炎的发生;然后在有宫缩时协助胎头复位及外旋转,使胎儿双肩径与骨盆出口前后径相一致。左手将胎儿颈部向下轻压,协助前肩娩出,继之再向上托起胎颈,使后肩缓慢娩出。双肩娩出后,保护会阴的右手方可松开,然后双手协助胎体娩出。胎儿娩出后,将一弯盘置于阴道口下方以估计阴道出血量。记录胎儿娩出的时间。

（6）脐带绕颈的处理　胎头娩出后,应评估有无脐带绕颈。若有脐带绕颈1周且松者,可将脐带顺胎肩推上,或者从胎头退下;若脐带绕颈较紧或绕2周以上者,在确保不损伤胎儿的前提下,应尽快松解脐带,方法是用两把止血钳夹住一段脐带,从中间剪断,脐带松解后,再协助胎体娩出（图3-16）。

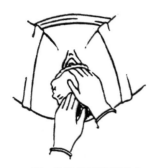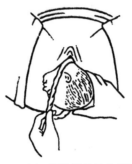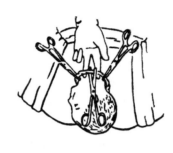

（1）将脐带顺肩部推上　　（2）把脐带从头上退下　　（3）用两把血管钳夹住,从中间剪断

图3-16　脐带绕颈的处理

七、第三产程产妇的护理

（一）临床表现

1. 子宫收缩

胎儿娩出后,产妇略感轻松,宫缩暂停数分钟后会再次出现。

2. 胎盘娩出

由于宫腔容积突然明显缩小,胎盘不能相应缩小而与子宫壁发生错位剥离,剥离面出血,形成胎盘后血肿。子宫继续收缩,胎盘剥离面越来越大,最终完全剥离而排出。

（1）胎盘剥离的征象　①宫底上升至脐上,宫体变硬,呈球形;②阴道口外露脐带自行延长;③阴道少量流血;④用手掌尺侧在耻骨联合上方轻压子宫下段,宫体上升而外露脐带不再回缩（图3-17）。

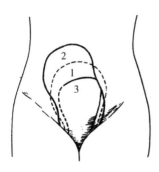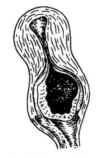

（1）胎盘剥离开始　　（2）胎盘降至子宫下段　　（3）胎盘娩出后

图3-17　胎盘剥离时子宫的形状

（2）胎盘剥离及娩出方式 ①胎儿面娩出式。多见,胎盘从中央开始剥离,然后向周围剥离,特点是胎儿先娩出,后有少量阴道流血。②母体面娩出式。少见,胎盘从边缘开始剥离,血液沿剥离面流出,特点为先有较多阴道流血,后见胎盘娩出。

（二）护理问题

（1）皮肤黏膜受损 与会阴撕裂或会阴切开有关。

（2）潜在并发症:产后出血、新生儿窒息。

（三）护理措施

1. 新生儿护理

（1）清理呼吸道 用吸球或吸痰管清除口、鼻腔内的黏液和羊水,确保在第一次呼吸前清理干净呼吸道,避免吸入性肺炎的发生。当确认呼吸道通畅而仍未啼哭时,可以用手轻拍新生儿足底,刺激其啼哭。新生儿大声啼哭表示呼吸道已通畅,呼吸已建立。

（2）阿普加评分（Apgar score） 出生后1分钟对新生儿的心率、呼吸、肌张力、喉反射及皮肤颜色五项内容进行评分（表3-1）,每项内容2分,总分为10分。8~10分为正常,4~7分为轻度窒息,0~3分为重度窒息。若评分≤7分,应立即对新生儿进行抢救,并在5分钟后再次进行阿普加评分,并将结果详细填写在新生儿病历中。

表3-1 新生儿阿普加评分

体征	0分	1分	2分
心率	无	<100次/分	≥100次/分
呼吸	无	浅慢而不规则	佳
肌张力	松弛	四肢稍屈曲	四肢屈曲、活动好
喉反射	无反射	有些动作	咳嗽、恶心
皮肤颜色	全身苍白	躯干红,四肢青紫	全身粉红

（3）脐带处理 步骤是先消毒,再结扎,后包扎。先用75%乙醇或0.5%碘伏消毒脐带根部及其周围皮肤（直径约5cm）,再行脐带结扎（方法有棉线结扎、气门芯结扎或脐带夹结扎）,然后剪断脐带,挤出脐带残余血,用2.5%碘酒或20%高锰酸钾溶液消毒脐带断面,严格消毒后用无菌纱布覆盖包扎。

（4）一般护理 将新生儿放在辐射台上擦干、保暖,评估新生儿一般情况后,打新生儿足印及产妇拇指印在新生儿记录单上。对新生儿做详细体格检查,系上标有母亲姓名、床号、新生儿性别、体重、出生时间的手圈。将新生儿穿好衣服并包好包被,用抗生素眼药水滴眼以防结膜炎。

（5）亲子互动 产后30分钟内帮助母儿行早接触、早吸吮,以增进母子感情,促进乳汁分泌。

2. 产妇护理

（1）协助胎盘、胎膜娩出 确定胎盘完全剥离后,接产者左手轻压宫底,右手轻拉脐带,嘱产妇屏气运用腹压,当胎盘下降至阴道口时,双手捧住胎盘向一个方向旋转并缓慢向外牵拉,协助胎盘、胎膜完整娩出(图3-18)。切忌在胎盘尚未完全剥离之前按压子宫底或牵拉脐带,以免造成胎盘部分剥离出血或拉断脐带,甚至因强行牵拉脐带造成子宫翻出。在胎膜排出过程中如发现有部分胎膜断裂,可用血管钳夹住断裂上端的胎膜,再继续向原方向旋转,直至胎膜完全排出。

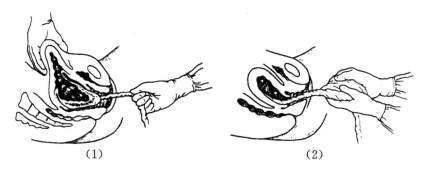

（1） （2）

图3-18 协助胎盘、胎膜娩出

（2）检查胎盘、胎膜是否完整 将胎盘铺平,检查胎儿面及胎膜的完整性,再撕开胎膜检查母体面的胎盘小叶有无缺损,并检查胎盘胎儿面边缘是否有断裂的血管,以及时发现副胎盘(图3-19)。若疑有副胎盘、胎盘小叶或大部分胎膜残留,应行宫腔探查取出。

（3）仔细检查软产道有无损伤,若发现裂伤应立即缝合。

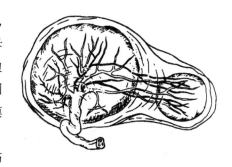

图3-19 副胎盘

（4）预防产后出血:胎儿双肩娩出后立即注射缩宫素10U,胎盘娩出后按摩子宫,促进子宫收缩,预防产后出血。

（5）产后产妇在产房观察2小时,重点观察子宫收缩、宫底高度、阴道流血量,膀胱是否充盈及生命体征等,若无异常后再将产妇送回病房。

复 习 题

1. 关于分娩的定义,下列何项正确（　　）

A. 妊娠满20周及以后,胎儿及附属物从母体排出的过程

B. 妊娠满28周及以后,胎儿及附属物从母体排出的过程

C. 妊娠满32周及以后,胎儿及附属物从母体排出的过程

D. 妊娠满37周及以后,胎儿及附属物从母体排出的过程

E. 妊娠满42周及以后,胎儿及附属物从母体排出的过程

2. 关于过期产的定义,下列何项正确(　　)

A. 妊娠满 20 周及以后分娩者

B. 妊娠满 28 周及以后分娩者

C. 妊娠满 32 周及以后分娩者

D. 妊娠满 37 周及以后分娩者

E. 妊娠满 42 周及以后分娩者

3. 关于衔接的定义,下列何项正确(　　)

A. 胎先露达坐骨棘水平

B. 胎头双顶径进入骨盆入口平面,胎头颅骨最低点达到或接近坐骨棘水平

C. 枕额径进入骨盆入口平面,胎头颅骨最低点达到或接近坐骨棘水平

D. 胎头以半俯屈状态进入骨盆入口

E. 胎头达坐骨棘水平

4. 下列何项为主要产力(　　)

A. 子宫收缩力

B. 坐骨海绵体肌收缩力

C. 膈肌收缩力

D. 腹肌收缩力

E. 肛提肌收缩力

5. 初产妇,26 岁,妊娠 40 周入院分娩,检查宫缩规律,宫口开大 5cm,未破膜,枕右前位,胎心率 145 次/分,产前检查骨盆正常,下列护理措施不正确的是(　　)

A. 给予易消化饮食　　　　　B. 绝对卧床休息　　　　　C. 观察胎心

D. 观察宫缩　　　　　　　　E. 清洁外阴,备皮

6. 初产妇,28 岁,顺产 3000g 女婴,胎儿娩出 8 分钟胎盘尚未娩出,阴道少量流血,下列护理措施不正确的是(　　)

A. 观察子宫收缩情况

B. 促进宫缩

C. 观察外露脐带是否向外伸长

D. 牵拉脐带或压迫宫底以了解胎盘是否剥离

E. 等待,观察有胎盘剥离征象时协助胎盘娩出

7. 初产妇,24 岁,临产 8 小时。肛查:宫口已开全,ROA,先露 S^{+4},产力组成为(　　)

A. 子宫收缩力

B. 子宫收缩力 + 腹肌收缩力

C. 子宫收缩力 + 膈肌收缩力

D. 子宫收缩力 + 腹肌收缩力 + 膈肌收缩力

E. 子宫收缩力 + 腹肌收缩力 + 膈肌收缩力 + 肛提肌收缩力

8. 初产妇,妊娠 39^{+4} 周,阵发性腹痛 5 小时,宫缩持续 35～45 秒,间歇期为 3～4 分

钟。肛查:宫口开大 6cm,前羊膜囊膨出,需首要处理的是( )

    A. 立即行人工破膜   B. 电子监护仪监测胎心   C. 准备剖宫产

    D. 待破膜后再住院   E. 立即收住院待产

    9. 初产妇,23 岁,临产 5 小时,宫口开大 2cm,胎心率 142 次/分。为了解胎先露下降程度,临床用于判断胎先露下降的标志是( )

    A. 入口平面   B. 坐骨棘平面(S)   C. 阴道外口

    D. 子宫颈外口   E. 坐骨结节水平

    10. 初产妇,28 岁,临产 12 小时,突见清亮液体从产妇的阴道内流出,首要的护理是( )

    A. 听诊胎心   B. 记录破膜时间   C. 观察羊水性质

    D. 抬高产妇臀部   E. 给予抗生素预防感染

    11. 初产妇,23 岁,临产 6 小时,检查宫口开大 2cm,胎心率 142 次/分,枕先露下降至坐骨棘水平下 1cm,应记录为( )

    A. S^0 B. S^{-1} C. S^{-2}

    D. S^{+1} E. S^{+2}

    12. 初产妇,27 岁,临产 13 小时,现已进入第二产程,下列何项不应出现( )

    A. 子宫收缩   B. 宫颈口开大 8cm   C. 胎儿娩出

    D. 胎头着冠   E. 胎头拨露

    13. 初产妇,孕 39 周。临产 6 小时,宫口开大 3cm,未破膜,头先露,骨盆检查无异常,应进行何项处理( )

    A. 抬高床尾   B. 肛门检查   C. 滴注缩宫素

    D. 灌肠刺激宫缩   E. 不做处理

    14. 初产妇,临产 5 小时,宫缩持续 35~45 秒,间歇期为 4~5 分钟,临床上为了解宫口开大及胎先露下降程度,常采用的检查方法是( )

    A. 腹部检查   B. 阴道检查   C. 骨盆检查

    D. 肛门检查   E. B 超检查

    15. 王女士,孕 39 周,第二胎,临产 4 小时,宫口开大 3cm,胎心率 132 次/分,下列何项护理措施不妥( )

    A. 观察宫缩情况   B. 灌肠   C. 少量多次进食

    D. 严密观察产程   E. 勤听胎心

    16. 初产妇,妊娠 39 周,阵发性腹痛 8 小时,检查宫缩规律,头先露,胎心率 138 次/分,宫口开大 3cm,护理过程中错误的是( )

    A. 指导合理进食

    B. 左侧卧位休息

    C. 指导产妇正确运用腹压

    D. 每 1~2 小时听胎心 1 次

E. 鼓励产妇每 2~4 小时排尿 1 次

17. 初产妇,孕 38 周,胎心率 142 次/分,宫口开大 3cm,头先露,胎膜已破,宫缩持续 35 秒,间歇期为 3~4 分钟。下列何项护理措施不妥(　　)

    A. 测体温、脉搏、血压　　　　B. 听胎心　　　　　　　　C. 肛查

    D. 灌肠　　　　　　　　　　　E. 收产妇住院待产

18. 初产妇,孕 39 周,临产 6 小时,宫缩持续 30~40 秒,间歇期为 4~5 分钟,胎心率 135 次/分。肛查:宫口开大 2cm,胎膜未破,目前最恰当的处理是(　　)

    A. 待破膜后入院待产

    B. 待宫缩变频后再入院

    C. 立即收住院待产

    D. 注射哌替啶 100mg 以区别真假临产

    E. 门诊观察

19. 经产妇,28 岁,孕 39^{+2} 周,因阵发性腹痛 5 小时入院就诊,宫缩持续 45 秒,间歇期为 3 分钟,胎心率 150 次/分,宫口开大 6cm,水囊明显膨出,骨盆各径线正常,目前最佳的处理是(　　)

    A. 用电子监护仪监测宫缩与胎心

    B. 破膜后再住院

    C. 立即住院待产

    D. 急送产房消毒接产

    E. 灌肠以减少污染

20. 新生儿出生后 1 分钟,心率 80 次/分,呼吸浅慢、不规律,四肢稍屈曲,口唇青紫,全身苍白,吸痰时喉部有轻微反射,该新生儿 Apgar 评分为(　　)

    A. 2 分　　　　　　　　　　B. 3 分　　　　　　　　　C. 4 分

    D. 5 分　　　　　　　　　　E. 6 分

21. 初产妇,26 岁,阵发性腹痛 4 小时,宫缩持续 30 秒,间歇期为 4~5 分钟,胎心率 136 次/分,先露高浮,宫口开大 2cm,突感阴道流出液体,羊水清。下列何项护理措施不正确(　　)

    A. 立即听胎心　　　　　　　B. 记录破膜时间　　　　　C. 常规行阴道检查

    D. 卧床休息,抬高臀部　　　E. 若破膜 >12 小时未分娩,应加用抗生素

22. 初产妇,阵发性腹痛 9 小时入院。检查:宫口开大 5cm,头先露,胎心正常,其余无异常。下列何项护理措施不正确(　　)

    A. 卧床休息

    B. 鼓励饮食

    C. 每小时听胎心 1 次

    D. 鼓励产妇每 2~4 小时排尿 1 次

    E. 严密观察产程进展和破膜情况

23. 初产妇,26 岁,孕 40 周,临产 13 小时,检查宫口已开全,胎膜已破,胎方位正常,头先露,双顶径达坐骨棘水平,胎心音正常,处理时首先考虑（　　）

    A. 陪伴在产妇身边,指导产妇正确运用腹压

    B. 观察胎头是否已达阴道口

    C. 备产包

    D. 消毒外阴

    E. 洗手,准备接产

24. 初产妇,28 岁,因阵发性腹痛 6 小时入院就诊,宫缩持续 35 ～ 45 秒,间歇期为 4 ～ 5 分钟,宫口扩张 3cm,观察产程进展顺利,若出现下列何项能确定该产妇已进入第二产程（　　）

    A. 胎膜已破　　　　　　B. 宫缩频而强　　　　　　C. 肛门稍松弛

    D. 产妇屏气用力　　　　E. 宫口开全

25. 初产妇,30 岁,于 1 分钟前分娩一男婴,为了解新生儿健康状况,需进行新生儿阿普加评分,下列何项不是评分内容（　　）

    A. 体温　　　　　　　　B. 呼吸　　　　　　　　C. 喉反射

    D. 肌张力　　　　　　　E. 皮肤颜色

26. 初产妇,24 岁,于 8 分钟前娩出一健康女婴,出现下列何种征象时应协助胎盘娩出（　　）

    A. 子宫软

    B. 阴道口外露的一段脐带自行延长

    C. 产妇出现排便感

    D. 用手掌尺侧在产妇耻骨联合上方轻压子宫下段时,子宫体上升而外露的脐带回缩

    E. 下腹疼痛

27. 初产妇,24 岁,妊娠 39 周,规律宫缩 6 小时,宫口扩张 3cm,未破膜,枕右前位,估计胎儿体重 3000g,胎心率 146 次/分,骨盆外测量无异常。下列何项护理措施正确（　　）

    A. 抑制宫缩

    B. 等待自然分娩

    C. 人工破膜加速产程进展

    D. 静脉滴注缩宫素

    E. 做好剖宫产术前准备

28. 初产妇,36 岁,妊娠 40 周,规律宫缩 16 小时,宫缩持续 25 ～ 30 秒,间歇期为 5 ～ 6 分钟,宫口扩张 4cm,胎膜未破,胎心率 148 次/分,产妇精神紧张,耻骨联合上触及一囊性包块。最恰当的处理是（　　）

    A. 静脉滴注缩宫素　　　B. 听诊胎心　　　　　　C. 观察宫缩

    D. 导尿　　　　　　　　E. 灌肠

（29～30 题共用题干）

初产妇，妊娠 40 周，临产 3 小时，检查：先露已入盆，胎膜未破，宫颈口开大 1cm。

29. 目前应（   ）听胎心 1 次

A. 5 分钟   B. 10 分钟   C. 30 分钟

D. 45 分钟   E. 1 小时

30. 下列护理措施中何项错误（   ）

A. 观察宫缩情况

B. 外阴备皮

C. 指导产妇正确使用腹压

D. 了解胎先露下降情况

E. 鼓励产妇定时排尿

（31～32 题共用题干）

初产妇，28 岁，因胎膜早破入院，检查：ROA，未入盆，胎心率 140 次/分，骨盆无异常，生命体征平稳。

31. 下列护理措施何项不正确（   ）

A. 嘱孕妇绝对卧床休息   B. 休息时取半卧位   C. 严密观察胎心

D. 严密观察流出的羊水性状   E. 指导孕妇自测胎动

32. 若破膜超过（   ），应给予抗生素预防感染

A. 6 小时   B. 8 小时   C. 12 小时

D. 16 小时   E. 24 小时

（33～34 题共用题干）

初产妇，29 岁，孕 41 周，临产 11 小时，肛查：宫口开全，胎膜已破，LOA，双顶径已达坐骨棘水平，胎心率 150 次/分。

33. 下列哪项护理措施不正确（   ）

A. 观察胎头是否已达阴道口

B. 消毒外阴

C. 密切观察胎心

D. 洗手，准备接产

E. 嘱产妇在宫缩间歇期屏气用力

34. 产程继续进展，当出现下列何种情况时，开始保护会阴（   ）

A. 胎头拨露   B. 胎头着冠   C. 宫缩变频

D. 胎心出现异常   E. 胎头继续下降 2cm 时

（35～36 题共用题干）

初产妇，27 岁，临产 13 小时后娩出一男婴。

35. 目前对新生儿首要的处理是（   ）

A. 保温   B. 吸氧   C. 擦去身上胎脂

D. 测量体重　　　　　　　E. 清理呼吸道

36. 新生儿出生后 1 分钟行阿普加评分:全身粉红,心率 110 次/分,哭声较弱,呼吸浅慢,四肢活动好,刺激喉部有些动作,其评分应为(　　　)

A. 4 分　　　　　　　　　B. 6 分　　　　　　　　　C. 7 分

D. 8 分　　　　　　　　　E. 9 分

第四章 产褥期妇女的护理

第一节 产褥期妇女的生理变化

从胎盘娩出至产妇全身各器官(除乳腺外)恢复或接近正常未孕状态所需的一段时期,称为产褥期,一般需6周。

一、产褥期妇女的生理变化

(一)生殖系统

生殖系统变化显著,尤以子宫的变化最大。

1. **子宫复旧**

胎盘娩出后,子宫逐渐恢复至未孕状态的过程,称为子宫复旧。

(1)子宫体 ①子宫体肌纤维缩复。产后随着子宫肌纤维不断缩复,肌细胞体积不断缩小,使宫体逐渐缩小,产后当天宫底平脐或脐下一横指,以后每天下降1~2cm,于产后10天降至盆腔,产后6周恢复至正常大小。②子宫内膜再生。胎盘排出后,表层蜕膜变性、坏死而脱落,随恶露经阴道排出。子宫内膜基底层逐渐再生,形成新的功能层,内膜缓慢修复,约于产后3周,除胎盘附着部位外,宫腔表面均由新生内膜覆盖,胎盘附着处的内膜完全修复约需6周。

(2)子宫颈 分娩后的宫颈松软,呈环状,如袖口。产后2~3天宫口可容两指,产后1周宫口关闭,宫颈外形基本恢复正常,产后4周子宫颈恢复至正常形态。初产妇由于分娩损伤,宫颈外口由产前的圆形变成产后的"一"字形横裂。

2. **外阴及阴道**

受胎先露的压迫,阴道腔扩大,阴道壁松弛,黏膜皱襞减少甚至消失。分娩后,阴道腔逐渐缩小,恢复弹性,约在产后3周重新出现黏膜皱襞,产褥期结束时不能完全恢复至未孕时的紧张度。外阴轻度水肿,产后2~3天自行消失。会阴部轻度裂伤或会阴切口缝合后,均能在产后3~4天愈合。处女膜在分娩时进一步撕裂,形成残缺的处女膜痕。

3. **盆底组织**

分娩时盆底肌肉及筋膜过度扩张,弹性减弱,且常伴有部分肌纤维的断裂,使盆底肌张力下降,产褥期妇女应避免过早参加重体力劳动,以防发生子宫脱垂。若产褥期妇女能坚持做产后康复锻炼,盆底组织有可能在产褥期内即恢复或接近未孕状态。

（二）乳腺

乳腺主要的变化是泌乳。胎盘娩出后,产妇血中的胎盘生乳素、雌激素、孕激素水平在体内急剧下降,解除了对垂体催乳素分泌的抑制,乳汁开始分泌。以后乳汁的分泌主要依赖于新生儿的吸吮刺激,吸吮动作能刺激催乳素及缩宫素的释放,而缩宫素可使乳腺腺泡周围的肌上皮细胞收缩,增加乳管内压,喷出乳汁,称为喷乳反射。因此,吸吮是保持乳腺不断分泌乳汁的关键,不断排空乳房也是维持乳汁分泌的重要条件。乳汁分泌也与产妇营养、睡眠、情绪和健康状况密切相关。

母乳有三个阶段变化。①初乳:系指产后 7 天内分泌的乳汁,呈淡黄色,质稠。含丰富蛋白质,脂肪及乳糖较成熟乳少,极易消化,是早期新生儿理想的天然食物。②过渡乳:指产后 7～14 天分泌的乳汁。蛋白质含量逐渐减少,脂肪及乳糖含量逐渐增多。③成熟乳:产后 14 天以后分泌的乳汁为成熟乳,呈白色,蛋白质含量减少,脂肪及乳糖含量增多。母乳中含有多种免疫物质、矿物质、维生素和酶,对新生儿的生长发育有重要作用,是新生儿的最佳天然食物。由于多种药物可经母血进入乳汁中,因此哺乳期用药要注意药物对新生儿有无不良影响。

（三）血液循环系统

产后 72 小时内,由于胎盘血液循环停止,加之妊娠期潴留的组织间液回吸收,产妇循环血量增加 15%～25%,应注意预防心衰的发生。一般至产后 2～3 周循环血量恢复正常。产褥早期白细胞总数仍较高,红细胞数及血红蛋白逐渐增高,产后 1～2 周恢复至正常水平,红细胞沉降率于产后 3～4 周降至正常。

（四）消化系统

分娩时能量消耗大、大量液体丢失,产后 1～2 天产妇感口渴、食欲差。妊娠期胃液分泌减少,至产后 1～2 周恢复。妊娠期胃肠肌张力低、蠕动减弱,产后约需 2 周恢复。

（五）泌尿系统

产后 1 周,孕期体内潴留的水分由肾脏排出,尿量增多。分娩过程中胎头压迫产妇膀胱致黏膜水肿、充血,肌张力降低,以及产后会阴伤口的疼痛,使产妇产后 24 小时内容易发生尿潴留。

（六）内分泌系统

产后 1 周雌、孕激素水平降至孕前水平,产后 2 周 HCG 在产妇的血中检测不到。妊娠期增大并发生一系列内分泌改变的腺垂体、甲状腺及肾上腺,在产褥期逐渐恢复正常。

不哺乳产妇通常在产后 6～10 周月经复潮,10 周左右恢复排卵;哺乳产妇月经复潮较延迟,平均在产后 4～6 个月卵巢恢复排卵。哺乳产妇首次月经来潮前多有排卵的可能,故哺乳产妇月经虽未见复潮,仍有受孕可能。

（七）腹壁

妊娠期增大的子宫使腹壁明显松弛，产后 6~8 周恢复其紧张度。妊娠期下腹正中线的色素沉着在产后逐渐消退。初产妇紫红色的妊娠纹变成银白色。

二、产褥期妇女的心理变化

产褥期妇女的心理变化分为三个阶段。

1. 依赖期

依赖期指产后 1~3 天，表现为产妇很多需要是通过别人来满足的，如对婴儿的关心、喂奶、沐浴等。较好的妊娠和分娩经历、充足的产后休息、丰富的营养、家人的关心、医护人员的悉心指导和帮助对顺利度过此期极为重要。

2. 依赖－独立期

依赖－独立期指产后 3~14 天，产妇表现出主动关心和参与护理婴儿，亲自喂奶而不需要帮助。此期因身体内分泌系统的急剧变化，产妇易发生产后抑郁综合征。及时指导和帮助产妇纠正压抑情绪，提供婴儿喂养和护理知识，鼓励产妇表达自己的情绪，多与他人交流，这些均能提高产妇的自信心，促使其平稳应对压抑状态。

3. 独立期

独立期指产后 2 周至 1 个月，此期产妇、家人和婴儿已成为一个完整的系统，形成新的生活方式。此期产妇及其丈夫会承受更多的压力，如事业与家庭的矛盾，哺育婴儿、承担家务及维持夫妻关系中各种角色的矛盾。社会支持系统及医护人员应继续提供指导和必要的帮助。

第二节　产褥期妇女的护理

一、临床表现

1. 生命体征

大多数产妇体温在正常范围，若产程延长致产妇过度疲劳，产后 24 小时内体温略升高，但不超过 38℃。产后 3~4 天出现乳房血管、淋巴管极度充盈，乳房胀大，伴有 37.8~39℃ 的发热，称为泌乳热，一般持续 14~16 小时，体温即下降，属于生理现象。产后脉搏略缓慢，60~70 次/分，1 周后恢复正常。产后呼吸深慢，14~16 次/分。产褥期血压无明显变化。

2. 产后宫缩痛

产后宫缩痛多见于经产妇，产后 1~2 天出现，持续 2~3 天消失。

3. 子宫复旧

产后子宫收缩变硬,逐渐缩小。产后当天宫底平脐或脐下一横指,以后每天下降1~2cm,于产后10天降至骨盆腔内。

4. 恶露

产后从阴道内排出的血液和坏死的蜕膜组织、宫颈黏液等,称为恶露。正常恶露有血腥味而无臭味,整个产褥期恶露可持续4~6周。根据含血量的不同,恶露分为三种。

（1）血性恶露　颜色鲜红,含大量血液、少量的胎膜及坏死蜕膜组织。血性恶露持续3~4天。

（2）浆液恶露　颜色淡红,含少量血液、较多的坏死蜕膜组织、宫颈黏液、阴道排液及细菌。浆液恶露持续约10天。

（3）白色恶露　颜色较白,黏稠,含大量白细胞、坏死蜕膜组织、表皮细胞和细菌,白色恶露持续2~3周。

5. 会阴伤口

产后3天内会阴伤口处出现水肿、疼痛,拆线后自然消失。

6. 排泄

（1）褥汗　产后皮肤排泄功能旺盛,大量出汗,尤以夜间睡眠和初醒时明显,1周后逐渐改善。

（2）排尿与排便　产后2~3天内多尿,易出现排尿困难或尿潴留。排尿困难时,应先解除顾虑,协助产妇采用蹲式、温开水冲洗外阴、热敷及按摩下腹部、暗示(如听流水声诱导)、针灸、肌内注射新斯的明等方法促使其排尿,必要时导尿。产妇活动少,肠蠕动慢,容易发生便秘。

7. 乳头皲裂、乳房胀痛

产前乳房准备不足或哺乳方法不当,容易引起乳头皲裂,常表现为乳头红、裂开、疼痛。哺乳延迟或乳汁没有及时排空,乳腺管不通形成硬结,产妇出现乳房胀痛,触摸乳房有坚硬感,触痛明显。

二、护理问题

（1）潜在并发症:产后出血、产褥感染。

（2）尿潴留　与产时损伤、活动减少有关。

（3）母乳喂养无效　与母乳喂养技能不熟练有关。

（4）知识缺乏　缺乏产褥期保健知识。

三、护理措施

1. 一般护理

每天测体温、脉搏、呼吸、血压2次。产后4小时内鼓励产妇及时排尿。正常分娩者,产后 24 小时可下床活动,但避免久蹲久站,以防子宫脱垂。产后第 2 天起开始做产褥期保健操,可促进腹壁、盆底肌肉张力的恢复。

2. 子宫复旧护理

每天同一时间嘱产妇排尿后按摩子宫,手测宫底位置,观察恶露的性质和量。如有异常,及时排空膀胱、按摩子宫、按医嘱给予子宫收缩剂。如恶露有异味,提示有感染,配合医生做好血液、组织培养标本的采集,遵医嘱给药。

3. 会阴护理

用 1:2000 新洁尔灭或者 0.05% 聚维酮碘液擦洗外阴,每天 2～3 次,保持外阴清洁及干燥。会阴水肿严重时,用 50% 硫酸镁湿热敷,每天 2～3 次,每次 20 分钟;产后 24 小时后可用红外线照射外阴。会阴切口缝线一般于产后 3～5 天拆除。

4. 乳房护理

哺乳开始后,遇到以下情况应分别处理。

(1)乳头皲裂 教会产妇正确的喂哺方法,哺乳时让新生儿含吮乳头和大部分乳晕可以预防乳头皲裂。乳头皲裂轻者继续哺乳,哺乳前先喂疼痛轻的一侧乳房,哺乳后,挤出少许乳汁涂在乳头和乳晕上,短暂暴露并使乳头干燥,可促进上皮修复。乳头皲裂严重者先用吸乳器吸出乳汁再喂给新生儿,或用乳头罩间接哺乳。

(2)乳房胀痛 产后 3 天内,产妇因淋巴和静脉充盈、乳腺管不畅,出现乳房胀痛、有硬结,还可伴轻度发热。一般产后 1 周乳腺管通畅后乳房胀痛自然消失。建议产后尽早开始哺乳;哺乳前热敷乳房;从乳腺边缘向乳头中心按摩乳腺;戴乳罩,扶托乳房,可使乳腺管畅通,减轻疼痛。

(3)退乳 不宜哺乳或需终止哺乳的产妇应尽早退乳。按医嘱给予退乳药物:①生麦芽 60～90g 煮水作茶饮。②芒硝 250g 分装两纱布袋内,敷于两乳房并包扎,湿硬时更换。③维生素 B_6 200mg 口服,每天 3 次,共 5～7 天。限制进食汤类食物,停止吸吮、挤奶。

(4)催乳 若出现乳汁不足,应及时寻找原因,对因处理。还可采取以下措施:①指导哺乳方法,按需哺乳并将乳汁吸尽。②适当调节饮食,保证充足的睡眠,给予高热量、高蛋白、高维生素的食物,多食汤类。③加强心理调适,促进乳汁的分泌。④还可用按摩、针刺穴位及中药催乳。

5. 促进心理适应

与产妇建立良好关系,及时沟通,提供自我护理及新生儿护理常识,培养新家庭观念。

6. 性生活指导

产褥期一般不宜进行性生活,因恶露未干净,宫腔创面未完全修复,容易引起感染。产后 6 周复查无异常再恢复性生活。哺乳者以工具避孕为宜。不哺乳者可选用药物避孕。

7. 产后检查

出院后 3 天、14 天、28 天分别做产后访视。产后 6 周嘱产妇携婴儿到医院进行产后健康检查,了解产妇全身恢复情况和乳房泌乳情况、新生儿喂养和生长发育情况,及早发现异常,并给予指导和及时处理。

复　习　题

1. 产褥期是指(　　)

A. 从胎儿娩出至生殖器官恢复正常

B. 从胎盘娩出至生殖器官恢复正常

C. 从产后至生殖器官恢复正常的一段时间

D. 从胎儿娩出至全身(除乳腺外)恢复或接近正常的一段时间

E. 从胎盘娩出至全身(除乳腺外)恢复或接近正常的一段时间

2. 初产妇,26 岁,妊娠 39 周,正常分娩后 5 小时,主诉下腹胀痛。视诊下腹部膀胱区隆起,叩诊耻骨联合上呈浊音,存在的护理问题是(　　)

A. 疼痛　　　　　　　B. 体液过多　　　　　　C. 排尿无力

D. 尿潴留　　　　　　E. 感染

3. 初产妇,足月顺产后 6 小时,未排小便,首选的措施不包括(　　)

A. 导尿　　　　　　　B. 肌内注射新斯的明　　C. 诱导排尿

D. 热敷下腹部　　　　E. 针灸

4. 某产妇,会阴侧切产后 2 天,自诉下腹部阵发性坠痛,哺乳时加剧。检查:宫底脐下两指,宫缩好,红色恶露,量少;会阴切口红肿。产妇下腹部疼痛的原因可能是(　　)

A. 产后宫缩痛　　　　B. 产褥感染　　　　　　C. 乳头皲裂

D. 尿潴留　　　　　　E. 会阴切口感染

5. 某产妇,产后 2 天,下腹阵痛,宫底脐下三横指,无压痛,阴道出血不多,颜色鲜红,正确的处理方法是(　　)

A. 使用缩宫素　　　　B. 抗生素预防感染　　　C. 停止母乳喂养

D. 不需特殊处理　　　E. 给予止痛药

6. 23 岁初产妇,阴道助娩一男婴,产褥期保健内容错误的是(　　)

A. 出院后 42 天来院复查

B. 产后访视至少 3 次

C. 产褥期禁止性生活

D. 出院后访视 1 次/周

E. 产褥期后采取避孕措施

7. 某产妇,40 周,阴道分娩,为尽快恢复身体,开始体操锻炼的时间为(　　)

A. 产后 12 小时　　　B. 产后第 2 天　　　　　C. 产后第 3 天

D. 产后第 7 天　　　　E. 产后第 10 天

8. 孙女士,正常产后 14 天,检查子宫复旧情况,下列何项不正确( )

A. 腹部可触到宫底

B. 宫颈口关闭

C. 宫颈外口呈"一"字形

D. 子宫内膜未完全修复

E. 子宫颈外形基本恢复

9. 李某,30 岁,足月顺产后 3 天,宫底脐下三横指,恶露红色,量不多。其恶露持续的时间为( )

A.1 ~ 2 天   B.3 ~ 4 天   C.7 ~ 10 天

D.1 ~ 2 周   E.2 ~ 3 周

10. 初产妇,产后 5 天会阴切口拆线后出院,禁止性生活的时间为产后( )

A.1 周   B.2 周   C.3 周

D.6 周   E.8 周

(11 ~ 15 题共用题干)

28 岁妇女,阴道分娩一健康女婴。

11. 检查子宫复旧情况,其宫底每天应下降( )

A.1 ~ 2cm   B.2 ~ 3cm   C.3 ~ 4cm

D.1 ~ 2mm   E.2 ~ 3mm

12. 腹部检查触不到宫底时,一般应在产后( )

A.3 天   B.7 天   C.10 天

D.21 天   E.28 天

13. 子宫恢复正常大小的时间为( )

A.1 周   B.2 周   C.3 周

D.4 周   E.6 周

14. 产后其循环血量增加,心脏负担最重的时期是( )

A.6 小时内   B.12 小时内   C.24 小时内

D.48 小时内   E.72 小时内

15. 产后母乳喂养,一般恢复排卵的时间是( )

A. 产后 1 ~ 2 月   B. 产后 2 ~ 4 月   C. 产后 10 周

D. 产后 4 ~ 6 月   E. 产后 6 ~ 10 月

(16 ~ 19 题共用题干)

初产妇,26 岁,足月顺产,产后 5 天,体温 37℃,脉搏 68 次/分,呼吸 14 次/分,血压 120/80mmHg。宫底脐下一横指,恶露红色,无臭味,量多,会阴切口无红肿及脓性分泌物。双乳软,无硬结,有少量乳汁分泌。

16. 产后会阴擦洗的次数为( )

A.1 次/天   B.4 ~ 5 次/天   C.2 ~ 3 次/天

D. 3 次/天　　　　　　　E. 3～4 次/天

17. 产妇存在的护理问题是(　　)

A. 子宫复旧不良　　　　B. 尿潴留　　　　　　C. 感染

D. 发热　　　　　　　　E. 排尿困难

18. 针对产妇存在的问题,应如何处理(　　)

A. 排空膀胱　　　　　　B. 使用抗生素　　　　C. 降温

D. 导尿　　　　　　　　E. 使用缩宫素

19. 为促进乳汁分泌,主要采取的措施为(　　)

A. 加强饮食　　　　　　B. 让新生儿反复吸吮　　C. 多休息

D. 按摩乳房　　　　　　E. 调节心情

第五章　妊娠期并发症妇女的护理

第一节　流　产

胚胎或胎儿尚未具有生存能力而妊娠终止者,称为流产。不同国家和地区对流产的妊娠周数有不同的定义,我国仍将妊娠不足28周、胎儿体重不足1000g而终止者,称为流产。流产发生在妊娠12周以前者,称为早期流产;发生在妊娠12周至不足28周者,称为晚期流产。流产又分为自然流产和人工流产。本节主要讲述自然流产,自然流产的发生率占全部妊娠的15%左右,多数为早期流产。

一、病因、病理

（一）病因

1. 染色体异常

染色体数目或结构异常,是导致流产最常见的原因,占早期流产的50%~60%。

2. 环境因素

过多接触放射线和砷、铅、甲醛、苯、氯丁二烯、氧化乙烯等化学物质,均可能引起流产。

3. 母体因素

母体患全身性疾病,如高血压、严重贫血、心脏病、内分泌功能失调（黄体功能不足）、生殖器官异常（子宫发育不良、子宫肌瘤等）、身体或精神创伤（外伤、手术、恐惧、忧伤等）。

4. 胎盘因素

滋养细胞发育和功能不全是胚胎早期死亡的重要原因,此外,胎盘梗死、前置胎盘、胎盘早剥等亦可引起流产。

5. 其他

母儿血型不合、免疫功能异常、劳累过度、妊娠早期性生活或吸烟、酗酒、吸毒等不良习惯,均可刺激子宫收缩而引起流产。

（二）病理

早期流产时胚胎多先死亡,继之底蜕膜出血,造成胚胎绒毛与蜕膜层剥离,引起子宫收缩,胚胎排出。孕 8 周以前流产时胚胎绒毛与子宫蜕膜关系不牢固,胚胎能完整地从子宫壁剥离,多为完全流产,故出血不多;孕 8~12 周流产时胚胎绒毛与子宫蜕膜关系牢固,胚胎不能完整地从子宫壁剥离,常有部分胚胎组织残留在子宫腔,多为不全流产,残留的胚胎组织影响子宫收缩,故出血较多;孕 12 周以后流产的过程与分娩相似,先有腹痛,然后胎儿及附属物排出。

二、临床表现

1. 分类

停经后阴道流血和腹痛是流产的主要症状。根据流产发生的阶段不同,分为以下临床类型(表 5 – 1)。

表 5 – 1　各类流产的临床表现

类型	症状			体征(妇科检查)		辅助检查	
	阴道流血量	下腹痛	组织排出	宫颈口	子宫大小	妊娠试验	B 超检查
先兆流产	少	无或轻	无	闭	与妊娠周数相符	阳性	正常胎囊及胎心搏动
难免流产	中→多	加剧	无	扩张	相符或略小	阴性或阳性	胎囊塌陷移位
不全流产	少→多	减轻	部分排出	扩张或有堵塞物	小于妊娠周数	一般为阴性	宫腔内不规则块状物
完全流产	少→无	无	全部排出	闭	正常或略大	阴性	宫腔空虚

自然流产的临床发展过程简示如下:

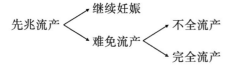

此外,流产有 3 种特殊情况。

(1)稽留流产(过期流产)　指胚胎或胎儿已死亡,滞留在宫腔内未能及时自然排出者。表现为早孕反应或胎动消失,检查见宫颈口关闭,子宫小于停经周数。稽留流产发生后,如果胚胎组织长时间稽留宫腔,胚胎组织坏死,释放组织凝血活酶进入母体血液循环,引起弥散性血管内凝血(DIC)。

(2)复发性流产　指与同一个性伴侣连续发生 3 次或 3 次以上自然流产者。每次流产多发生于同一妊娠月份,其临床表现与一般流产相同。早期流产常见原因为胚胎染色体异常、免疫功能异常、黄体功能不足、甲状腺功能减退等。晚期流产常见原因为宫颈内口松弛、子宫畸形、子宫发育不良、子宫肌瘤等。

(3)流产合并感染　流产过程中,如果阴道流血时间过长,有组织残留于宫腔内或非法堕胎,无菌操作不严格,有可能引起宫内感染,常为厌氧菌和需氧菌混合感染,严重时感染可扩散到盆腔、腹腔甚至全身,并发盆腔炎、腹膜炎、败血症及感染性休克等。

2. **辅助检查**

辅助检查包括盆腔检查、妊娠试验、B型超声检查、激素测定等。

(1)盆腔检查 在无菌操作下进行盆腔检查,了解宫颈口是否扩张,羊膜是否破裂,有无妊娠物堵塞于宫颈口内;子宫大小与停经周数是否相符,有无压痛等;双侧附件有无增厚、压痛、肿块等。

(2)妊娠试验 临床多采用尿早早孕诊断试纸条法,该法对诊断妊娠有一定意义;为进一步了解流产的预后,多选用各种敏感方法连续测定血 HCG 水平,正常妊娠 6~8 周时,其值每日应以 66% 的速度增长,若 48 小时增长速度 <66%,提示妊娠预后不良。

(3)B 型超声检查 显示有无妊娠囊、胎动、胎心搏动等,从而诊断流产及其类型,指导治疗。

(4)孕激素测定 测血孕酮水平可协助判断先兆流产的预后,如 <10ng/ml,则先兆流产中超过 80% 胎儿已死亡。

(5)其他 血常规、出凝血时间、凝血酶原时间、血纤维蛋白原、血小板计数等。

三、治疗要点

1. **先兆流产**

卧床休息,禁止性生活,减少刺激,必要时给予对胎儿危害较小的镇静剂;黄体功能不足者,黄体酮 20mg 每日或隔日肌内注射,或者口服孕激素制剂;甲状腺功能低下者,可给予维生素 E 及小剂量甲状腺素片。治疗期间密切观察病情变化,及时进行 B 型超声检查,了解胚胎发育情况,经治疗,症状消失,若 B 超提示胚胎发育良好,可以继续妊娠。若 B 超提示胚胎发育不良,症状无改善,应终止妊娠,避免盲目保胎。

2. **难免流产**

一旦确诊,应尽快清除宫腔内容物,防止出血及感染。

3. **不全流产**

应立即清除宫内残留物,防止大出血和感染。大出血休克患者,应保持平卧位,注意保暖,吸氧,迅速建立静脉通路,测量生命体征;同时做好术前准备;出血时间长时应防止感染,遵医嘱使用抗生素。

4. **完全流产**

一般不需特殊处理。

5. **稽留流产**

及时促使胎儿和胎盘排出,防止发生凝血机制障碍。

6. **复发性流产**

以预防为主,查明病因,针对病因进行治疗。

7. **流产合并感染**

控制感染的同时尽快清除宫内残留物。

四、护理问题

（1）焦虑　与担心胎儿健康等因素有关。

（2）自理能力缺陷　与保胎治疗需要卧床有关。

（3）有感染的危险　与阴道出血时间长、宫腔内有残留组织等因素有关。

（4）潜在并发症：失血性休克　与不全流产大出血有关。

五、护理措施

（一）先兆流产的护理

（1）保胎患者需绝对卧床休息，避免刺激，禁止性生活及灌肠。

（2）遵医嘱给予适量镇静剂、孕激素等。

（3）积极治疗急、慢性疾病等。

（4）预防感染，严密监测患者生命体征、血象、阴道出血及休克有关征象；观察阴道分泌物的性质、颜色、气味等，保持外阴清洁，严格执行无菌操作规程，加强会阴护理，必要时使用抗生素预防感染。

（5）妊娠不能继续者，积极采取措施，做好终止妊娠、输血及输液的准备。

（6）稳定孕妇情绪，增强保胎信心。

（二）难免流产、不全流产的护理

（1）严密观察患者的生命体征，观察面色、腹痛、阴道流血等情况。

（2）做好终止妊娠的术前准备，协助医师完成手术，同时开放静脉输液通路，做好输液、输血的准备。失血过多时在输血、输液等抗休克同时进行清宫术。

（3）术后用抗生素预防感染。

（三）稽留流产的护理

（1）入院治疗，查血常规、出凝血时间、血小板计数、血纤维蛋白原、凝血酶原时间，做凝血块收缩试验及血浆鱼精蛋白副凝试验（3P 试验）等，并做好配血准备。如凝血功能正常，用雌激素类药物 3 天，增强子宫肌对缩宫素的敏感性。

（2）子宫 <12 孕周者，行刮宫术，术中肌内注射缩宫素，防止出血，避免子宫穿孔。一次未刮净者于 5～7 天后再次刮宫。子宫 >12 孕周者，静脉滴注缩宫素，促使胎儿、胎盘排出。如出现凝血功能异常，应尽早使用肝素、纤维蛋白原及输新鲜血液等，待凝血功能好转后，再进行刮宫。

（四）复发性流产的护理

染色体异常的夫妇应在孕前进行遗传咨询，确定是否可以妊娠。女性可通过盆腔检查、子宫碘油造影及宫腔镜检查了解子宫有无畸形及病变。宫颈内口松弛者在妊娠14～16 周行宫颈内口缝扎术，术后定期随访，分娩前拆除缝线。如各项检查无异常，在妊娠后需要保胎超过以往的流产月份,并补充维生素。

(五)流产合并感染的护理

(1)阴道出血不多者,先选用广谱抗生素2~3天,待感染控制后再行刮宫术。

(2)阴道出血量多者,在抗感染及输血的同时,先用卵圆钳钳夹出宫内大块残留组织,使出血减少,切不可用刮匙全面搔刮宫腔,以免感染扩散;术后继续用广谱抗生素,待感染控制后再彻底刮宫。

(3)如合并感染性休克,立即抗休克治疗,病情稳定后再行刮宫术。

(六)心理护理

对孕妇表示同情,用通俗的语言向孕妇及其家属讲解流产发生的可能原因及预后,使患者以理智的心态对待本次妊娠的结局。

(七)健康教育

(1)加强卫生宣教,使孕妇及其家属对流产有正确的认识,指导下一次妊娠。

(2)早期妊娠时应避免性生活,禁做重体力劳动,避免流产的发生。

(3)有复发性流产史的孕妇在妊娠确诊后,卧床休息,加强营养,禁止性生活,补充维生素等,保胎时间应超过以往流产的妊娠月份。

(4)病因明确者,积极配合治疗。

第二节　异位妊娠

受精卵在子宫体腔以外的部位着床,称为异位妊娠,习称宫外孕。在异位妊娠中以输卵管妊娠最为常见,其中,最常见部位是输卵管的壶腹部,其次为峡部、伞部,间质部较少见(图5-1)。异位妊娠如诊治不及时可危及生命,是妇产科常见急腹症之一。

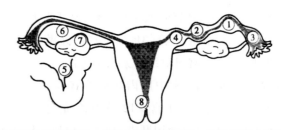

①输卵管壶腹部妊娠；②输卵管峡部妊娠；③输卵管伞部妊娠；
④输卵管间质部妊娠；⑤腹腔妊娠；⑥阔韧带妊娠；
⑦卵巢妊娠；⑧宫颈妊娠。

图5-1　异位妊娠的发生部位

一、病因、病理

（一）病因

（1）慢性输卵管炎　是输卵管妊娠的主要原因。多由结核杆菌、淋球菌、沙眼衣原体等引起的感染所致。

（2）输卵管发育异常或功能异常　输卵管过长、过细,肌层发育不良,黏膜纤毛缺乏,输卵管蠕动异常等均影响受精卵的运送。

（3）其他　输卵管结扎后再通、辅助生殖技术、盆腔肿瘤压迫、孕卵游走、子宫内膜异位症、内分泌异常等均可导致异位妊娠。

（二）病理

1. 输卵管妊娠的结局

（1）输卵管妊娠流产　多见于壶腹部及伞部妊娠,常在妊娠8～12周发生。如囊胚完全剥离,全部流入腹腔形成完全流产,出血较少;如囊胚仅有部分剥离排出则形成不全流产,出血较多（图5－2）。

（2）输卵管妊娠破裂　多见于峡部妊娠,多在妊娠6周左右发生。破裂后多数患者出血严重,短期内可发生休克;亦可反复出血形成血肿。输卵管间质部妊娠少见,多于妊娠12～16周破裂,可危及生命（图5－3）。

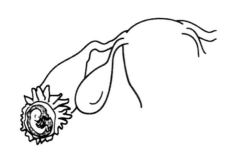

图5－2　输卵管妊娠流产　　　　　图5－3　输卵管妊娠破裂

（3）陈旧性宫外孕　输卵管妊娠流产或破裂,若长期反复内出血形成的盆腔血肿不消散,血肿机化变硬,与周围组织粘连,形成盆腔包块,临床上称陈旧性宫外孕。

（4）继发性腹腔妊娠　若胚胎存活,排入腹腔后其绒毛组织仍附着于原着床处或重新种植而获得营养,可使胚胎继续生长发育,形成继发性腹腔妊娠。若破裂口发生在阔韧带内,可发展为阔韧带妊娠。

2. 子宫内膜的变化

输卵管妊娠与正常妊娠一样,滋养细胞产生 HCG 维持黄体的发育,黄体细胞分泌孕激素和雌激素维持妊娠,雌激素、孕激素使子宫内膜发生蜕膜样反应。若异常位置的胚胎组织死亡后,雌激素、孕激素水平下降,子宫蜕膜发生脱落、出血,从阴道排出,经检查其内无绒毛组织。

二、临床表现

输卵管妊娠的临床表现与受精卵着床部位、有无流产或破裂、出血量多少和发病时间长短有关。主要症状是停经、腹痛与阴道流血,严重者可有晕厥及休克。

（一）症状

1. **停经**

多有 6～8 周停经史,但输卵管间质部妊娠停经时间较长。还有 20%～30% 患者无停经史,把异位妊娠的不规则阴道流血误认为月经,或由于月经过期仅数日而不认为是停经。

2. **腹痛**

腹痛是输卵管妊娠患者就诊的主要症状。输卵管妊娠未发生破裂或流产前,常表现为一侧下腹隐痛或酸胀感。输卵管妊娠发生破裂或流产时,突感一侧下腹部撕裂样疼痛,随后,血液由局部、下腹部流向全腹部,疼痛遍及全腹部,伴恶心、呕吐;血液刺激膈肌,引起肩胛部放射性疼痛;血液积聚于直肠子宫陷凹时引起肛门坠胀感。

3. **阴道流血**

胚胎死亡后,常有不规则阴道流血,色暗红或深褐色,量少呈点滴状,一般不超过月经量。阴道流血中可伴有蜕膜管型或蜕膜碎片排出。

4. **晕厥与休克**

急性大量内出血及剧烈疼痛可引起患者晕厥甚至休克。内出血愈多愈急,症状出现愈迅速愈严重,患者的失血程度与阴道出血量不成正比。

（二）体征

（1）一般情况　长期少量出血可致贫血,突然大量出血可致休克。

（2）腹部检查　触诊下腹部有压痛、反跳痛,出血多时叩诊有移动性浊音。当输卵管妊娠流产或破裂后,形成的血肿时间过久,可因血液凝固、机化变硬,与周围器官发生粘连而形成包块。

（3）盆腔检查　阴道少量出血,阴道后穹隆饱满、触痛,宫颈举痛或子宫摇摆痛,子宫稍大,一侧可触及明显压痛的包块。内出血多时子宫有漂浮感。

（三）辅助检查

（1）阴道后穹隆穿刺　是简单可靠的诊断方法（图 5-4）。腹腔内血液易积聚在直肠子宫陷凹,即

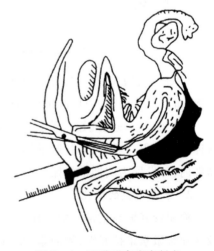

图 5-4　阴道后穹隆穿刺术

使血量不多,也能经阴道后穹隆穿刺抽出血液,若抽出暗红色不凝血液,说明腹腔内有积血存在。如有移动性浊音,可行腹腔穿刺。

(2)B型超声检查　应在输卵管妊娠流产或破裂前进行,B超提示宫腔内空虚,宫旁出现低回声区,其内探及胚芽及原始心管搏动,可确诊为异位妊娠。

(3)HCG测定　定量、定性测定血、尿β-HCG,有助于异位妊娠的诊断。

(4)腹腔镜检查　适用于输卵管妊娠未流产或破裂时的早期患者或诊断有困难者,腹腔内有大量出血或休克患者禁做腹腔镜检查。腹腔镜检查是诊断异位妊娠的金标准。

(5)子宫内膜病理检查　适用于阴道出血较多的患者,可排除宫内妊娠流产。宫腔排出物病理检查见蜕膜、未见绒毛,这有助于异位妊娠的诊断。

三、治疗要点

异位妊娠的治疗包括药物治疗和手术治疗。

1. 药物治疗

出血少、病情稳定、要求保留生育能力的患者,可用化学药物治疗。

2. 手术治疗

内出血严重的患者,应在积极纠正休克的同时进行手术治疗。可根据病情选择输卵管切除术或保守性手术。

3. 腹腔镜

腹腔镜直视下,穿刺输卵管的妊娠囊,吸出部分囊液后将甲氨蝶呤(MTX)50mg一次性注入妊娠囊内;也可于腹腔镜下切开输卵管吸出胚胎后注入药物或行输卵管切除术。

四、护理问题

(1)组织灌注量不足　与大量内出血导致周围循环血量不足有关。

(2)恐惧　与担心生命安危及手术成败有关。

(3)疼痛　与输卵管妊娠破裂及血液刺激腹膜有关。

(4)潜在并发症:失血性休克。

五、护理措施

1. 休克患者的急救护理

(1)严密监测患者的生命体征,如出现血压下降、脉搏细速、面色苍白、四肢湿冷、尿量减少等休克征象,应立即报告医生并配合救治。

(2)观察患者腹痛部位、性质及伴随症状,观察阴道出血情况。如出血量多且伴休克,应去枕平卧,吸氧,保暖,立即建立静脉通路,做交叉配血试验,遵医嘱快速补液、输血。

2. 手术患者的护理

术前测量生命体征,迅速完成各项术前准备;及时向患者和家属介绍病情及手术的必要性,缓解患者恐惧心理,使患者更好地配合治疗。术后继续观察生命体征、阴道流血、腹腔内出血及子宫收缩情况。

3. 非手术患者的护理

(1)嘱患者绝对卧床休息,避免腹压增加,防止异位妊娠破裂;患者卧床期间,提供相应的生活护理,可给予高营养、高维生素饮食等。

(2)严密观察患者生命体征,如出现腹痛加剧、阴道出血增多、肛门坠胀感等,及时报告医生。

(3)遵医嘱正确用药,并观察药物的副反应及病情变化。

4. 健康教育

(1)加强卫生宣教。养成良好卫生习惯,治疗慢性盆腔炎。人工流产术术后禁盆浴和性生活1个月,预防感染。

(2)嘱患者术后注意休息,加强营养,提高机体抵抗力。

(3)采取有效避孕措施。异位妊娠有一定的复发率,下次妊娠时需及时就医,不宜轻易终止妊娠。

第三节 妊娠期高血压疾病

妊娠期高血压疾病是妊娠期特有的疾病,发生于妊娠20周以后,临床表现为高血压、水肿、蛋白尿,严重时出现抽搐、昏迷、心功能衰竭、肾功能衰竭。该病严重影响母婴健康,是孕产妇和围产儿死亡的主要原因之一。

一、病因、病理

(一)病因

妊娠期高血压疾病的病因可能与以下因素有关。

(1)高危因素 年轻或高龄初产妇,精神紧张、多胎妊娠、羊水过多、巨大胎儿等子宫张力过高者;寒冷季节和气候变化过大,特别是气压升高时;高血压、慢性肾炎、营养不良、有妊娠期高血压疾病家族史者;身材矮胖者等。

(2)病因学说 病因尚不明确,主要学说有免疫学说、子宫－胎盘缺血缺氧学说、血管内皮细胞受损、遗传因素、营养缺乏或其他因素。

（二）病理

本病最基本的病理变化是全身小动脉痉挛。

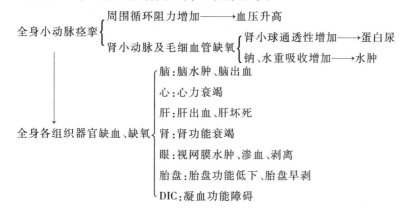

（1）脑　脑血管痉挛,通透性增加,引起脑水肿、脑出血。表现为头晕、头痛、视力下降、昏迷、失明等。

（2）肾脏　肾血管痉挛,肾血流量及肾小球滤过率降低。血浆蛋白漏出形成蛋白尿。

（3）肝脏　肝小血管痉挛,肝功能异常。

（4）心血管　血管痉挛,血压升高,心肌缺血、坏死,甚至引起心力衰竭。

（5）血液　全身小血管痉挛,通透性增加,血液浓缩。

（6）子宫胎盘　子宫胎盘血管痉挛,胎盘灌流减少,易发生胎儿窘迫甚至胎盘早剥。

二、临床表现

1. 分类

根据高血压、水肿、蛋白尿及伴随症状进行分类(表5－2)。

表5－2　妊娠期高血压疾病分类

分类		临床表现
妊娠期高血压		血压≥140/90mmHg,妊娠20周后首次出现,并于产后12周恢复正常,尿蛋白（－）;患者可伴有上腹部不适或血小板减少
子痫前期	轻度	血压≥140/90 mmHg,孕20周以后出现;尿蛋白≥0.3g/24h或随机尿蛋白（＋）,可伴有上腹部不适、头痛等症状
	重度	血压≥160/110 mmHg,尿蛋白≥2.0g/24h或随机尿蛋白≥（＋＋）;血肌酐＞106μmol/L;血小板＜100×10⁹/L;微血管病性溶血;乳酸脱氢酶（LDH）升高;血清谷丙转氨酶（ALT）或谷草转氨酶（AST）升高;持续性头痛或视觉障碍或其他脑神经症状;持续性上腹部不适

分类	临床表现
子痫	子痫前期基础上发生的不能用其他原因解释的抽搐。根据发生时间不同子痫又分为产前子痫、产时子痫和产后子痫,以产前子痫多见。表现为眼球固定,瞳孔放大,牙关紧闭继而口角及面部肌肉颤动,数秒钟后全身及四肢肌肉强直,双臂伸直,发生强烈抽动,呼吸暂停,面色青紫。持续1分钟左右,恢复呼吸和意识,但仍昏迷。抽搐过程中,易发生摔伤、唇舌咬伤、骨折等,昏迷时呕吐可造成窒息或吸入性肺炎。
慢性高血压并发子痫前期	慢性高血压孕妇妊娠前无蛋白尿,妊娠后出现尿蛋白≥0.3g/24h;妊娠前有蛋白尿,妊娠后蛋白尿明显增加,或血压进一步升高,或血小板<100×10^9/L
妊娠合并慢性高血压	妊娠20周前血压≥140/90 mmHg,妊娠期无明显加重;或者妊娠20周后首次诊断高血压并持续到产后12周以后

注:大量蛋白尿(尿蛋白≥5g/24h)既不作为评判子痫前期严重程度的标准,亦不作为终止妊娠的指征,但需严密监测。

2. 并发症

并发症有心力衰竭、肺水肿、脑出血、胎盘早剥、DIC、胎儿窘迫、急性肾功能衰竭等。

3. 辅助检查

(1)尿液检查　24小时尿蛋白定量检查可判断病情严重程度;根据镜检有无管型判断肾功能受损情况。若尿蛋白≥0.3g/24h或者尿蛋白定性≥(+)为异常。

(2)血液检查　测定血细胞比容、血浆黏度、全血黏度,以了解血液有无浓缩;测定血小板计数、凝血时间,了解有无凝血功能障碍;测定肝功能及肾功能,了解有无肝、肾功能的损害。

(3)眼底检查　动、静脉比例可从正常时的2:3变为1:2或1:4,严重者可有视网膜水肿、渗出、出血,甚至剥离,引起一时性失明。

(4)其他检查　心电图、头颅CT、B型超声、胎盘功能、胎心监护、胎儿成熟度等检查,视病情而定。

三、治疗要点

原则是控制病情、尽量延长孕周,防止并发症及子痫的发生,确保母儿安全。

1. 妊娠期高血压

妊娠期高血压患者一般可在门诊治疗。注意休息,调节饮食,必要时给予镇静剂,间断吸氧,严密监护母儿状况,防止病情发展。

2. 子痫前期

除以上措施外,应住院给予解痉、镇静、降压、合理扩容、必要时利尿、适时终止妊娠等措施。

(1)终止妊娠的指征　①重度子痫前期患者,妊娠不足 24 周经积极治疗病情不稳定者;妊娠 24～28 周根据母儿情况及当地医疗条件水平决定是否期待疗法。②重度子痫前期患者,妊娠 28～34 周经积极治疗病情继续发展,促进胎肺成熟后终止妊娠。③重度子痫前期患者妊娠周数已超过 34 周的,胎盘功能减退,胎儿成熟度检查提示胎儿已成熟者。④重度子痫前期患者妊娠周数已超过 37 周的。⑤子痫控制 2 小时后。

(2)终止妊娠的方式　妊娠期高血压疾病患者如果没有剖宫产指征,建议阴道试产;如果病情严重,结合母儿情况,可放宽剖宫产指征。

3. 子痫

控制抽搐、纠正缺氧及酸中毒、监测血压,密切观察病情变化,防止并发症,抽搐控制 2 小时后终止妊娠。

四、护理问题

(1)焦虑　与担心母儿健康有关。

(2)体液过多　与水钠潴留、低蛋白血症有关。

(3)孕妇及胎儿受伤的危险　与子痫抽搐致舌咬伤、摔伤,胎盘功能受损,胎儿缺氧等有关。

(4)知识缺乏　缺乏妊娠期高血压疾病的相关知识。

(5)潜在并发症:胎盘早剥、凝血功能障碍、胎儿窘迫、心力衰竭、脑出血、肝功能损伤、肾功能损伤、子痫等。

五、护理措施

(一)妊娠期高血压疾病的预防

(1)孕期饮食指导　增加蛋白质、维生素、钙、磷、铁的摄入,控制盐和脂肪的摄入,妊娠 20 周起补钙 1.5～2g/d。

(2)左侧卧位休息　保证充足的睡眠,合理安排工作和生活,保持心情愉快。

(3)加强产前检查　增加产前检查的次数,密切观察血压、体重、胎心等变化,发现异常及时处理。

(二)子痫前期患者的护理

(1)住院治疗。卧床休息,左侧卧位。避免刺激,病室安静、避光避声,做好子痫发作的抢救准备工作。

(2)严密观察病情变化。遵医嘱定时测血压,注意患者有无头痛、头晕等自觉症状。每天记录出入量,测尿蛋白。必要时进行眼底、肝肾功能及二氧化碳结合力等检查。

(3)观察胎心、胎动变化,进行胎心电子监护,注意有无临产征象。

(4)间断吸氧,可增加血氧含量,改善全身主要器官及胎盘的血氧供应。

(5)遵医嘱使用药物。

(三)子痫患者的护理

(1)协助医生迅速控制抽搐。硫酸镁为首选药物,必要时选择强力镇静剂冬眠Ⅰ号合剂。

(2)减少刺激,防止抽搐。病室保持绝对安静、光线宜暗,限制探视,治疗和护理操作集中进行、尽量轻柔,避免刺激患者。

(3)专人护理,防止受伤。子痫发生后,首先保持呼吸道通畅,立即给氧;用舌钳固定舌头,防唇、舌咬伤或舌后坠窒息;禁食、禁水,头偏向一侧,必要时,用吸引器吸出喉部黏液或分泌物,以免窒息。在患者未清醒前,禁止一切饮食及服药,以防误入呼吸道导致吸入性肺炎或窒息。记录病情、检查结果、出入量、治疗经过等。

(4)严密观察生命体征。密切监测血压、脉搏、呼吸、尿量,及时进行必要的血、尿常规检查和特殊检查,及早发现脑出血、肺水肿、急性肾功能衰竭等并发症。

(5)做好皮肤、口腔及外阴的护理。

(6)做好终止妊娠的准备。子痫患者往往在发作后自然临产,应严密观察临产征象,做好母儿抢救的准备工作。如治疗后病情控制仍未临产者,应在孕妇清醒后24~48小时内引产,或子痫患者药物控制后2小时,考虑终止妊娠。

(四)用药护理

1. 解痉剂

硫酸镁是治疗妊娠期高血压疾病的首选药物,主要用于子痫前期及子痫患者。镁离子能抑制运动神经末梢释放乙酰胆碱,阻断神经肌肉接头间的信息传导,使骨骼肌松弛;镁离子还可刺激血管内皮合成前列环素,降低机体对血管紧张素Ⅱ的反应,缓解血管痉挛状态,从而预防和控制子痫发作。

(1)方法 ①静脉给药:负荷剂量25%硫酸镁2.5~5mg加入10%葡萄糖20ml中,缓慢静脉推注(15~20分钟),继而以硫酸镁1~2g/h的速度静脉滴注维持。②夜间睡前停用静脉给药,改为肌内注射:以25%硫酸镁20ml加2%利多卡因2ml,臀肌深部注射;硫酸镁每日总用量一般不超过25g。用药时限一般不超过5日。

(2)硫酸镁的中毒反应 硫酸镁的治疗浓度与中毒浓度接近。因此,应用硫酸镁治疗时应严密观察其毒性反应,并控制硫酸镁的入量。硫酸镁过量会使呼吸和心肌收缩功能受到抑制而危及生命。中毒反应首先表现为膝反射减弱或消失,随着血镁浓度的增加,可出现全身肌张力减退及呼吸困难,严重者呼吸肌麻痹,甚至呼吸停止、心脏停搏。

(3)注意事项 使用硫酸镁必备条件:①膝腱反射存在;②呼吸≥16次/分;③尿量≥17ml/h 或≥400ml/24h;④备好10%葡萄糖酸钙,用于解救硫酸镁中毒反应。因为钙离子可与镁离子争夺神经细胞上的同一受体,阻止镁离子的继续结合。因此,出现中毒反应后,应立即停止滴注硫酸镁,给予10%葡萄糖酸钙10ml静脉推注,宜在3分钟以上(一般是 5～10 分钟)推完,必要时可每小时重复 1 次,直至呼吸、排尿和神经抑制恢复正常。但是 24 小时内不超过 8 次。

2. 镇静剂

镇静剂一般在硫酸镁中毒或疗效不明显时应用。为预防药物对胎儿呼吸的抑制作用,在接近分娩时慎用,以免药物通过胎盘影响胎儿。常用地西泮 2.5～5mg 口服,3 次/日或者睡前口服;重症患者,可用地西泮 10mg 缓慢静脉推注。紧急情况下可用冬眠Ⅰ号合剂(哌替啶 100mg、氯丙嗪 50mg、异丙嗪 50mg)1/3 量加入 25% 葡萄糖液 20ml 内缓慢静脉推注,5～10 分钟推完,余下 2/3 量加入 10% 葡萄糖液 250ml 缓慢静滴。由于氯丙嗪可使血压急剧下降,故用药期间嘱患者卧床休息,避免突然站立,以防出现直立性低血压。

3. 降压药

降压药适用于血压过高,尤其是舒张压过高的患者,可引起脑血管意外及胎盘早剥。血压≥150/100mmHg 者,需要降压治疗。常用拉贝洛尔、硝苯地平等,这些药物可扩张周围小血管而降低血压,并增加心排血量,有利于脑、肾及子宫胎盘灌注。用药期间应严密观察血压变化,一般维持血压不低于 130/80mmHg 为宜。

4. 扩容药

扩容药仅用于严重的低蛋白血症、贫血等,常用药物有白蛋白、血浆、全血及低分子右旋糖酐。扩容治疗必须在解痉的基础上进行,用药时应密切观察血压、脉搏、呼吸及尿量的变化。

5. 利尿剂

利尿剂仅用于肺水肿、脑水肿、全身水肿、急性心力衰竭及血容量过高的患者。心力衰竭、肺水肿患者用呋塞米,脑水肿患者用 20% 甘露醇等。

(五)妊娠期高血压疾病患者产时及产后护理

妊娠期高血压疾病患者的分娩方式应根据母儿的具体情况而定。

1. 阴道分娩者

第一产程:严密监测血压、脉搏、尿量、胎心和宫缩情况,注意有无自觉症状,血压升高时应立即报告医生。

第二产程:缩短产程,避免产妇屏气用力,初产妇行会阴侧切、产钳或胎头吸引助产。

第三产程:预防产后出血,胎儿前肩娩出后立即注射缩宫素,禁用麦角新碱,并及时娩出胎盘、按摩子宫。胎儿娩出后继续监测血压,待血压平稳后方可送回病房。

产褥期:产后继续应用硫酸镁 24～48 小时,以预防产后子痫。继续监测血压,产后 48 小时内应每 4 小时测血压 1 次,注意子宫复旧情况。

2. 剖宫产者

及时做好剖宫产术前准备及新生儿窒息的抢救准备。

(六)心理护理

鼓励孕妇说出内心的感受,向孕妇解释本病的发生发展和治疗过程,说明本病的病理变化是可逆的,多在产后恢复正常,以树立其战胜疾病的信心,减轻紧张、焦虑的情绪。

（七）健康教育

1. 孕期宣教

开展产前检查,使孕妇及家属了解妊娠期高血压疾病对母儿的危害,自妊娠起主动进行产前检查,发现异常,及时治疗。

2. 产褥期指导

嘱患者出院后,定期复查血压、尿蛋白等,有异常及时到医院就诊。

3. 计划生育

如本次胎儿死亡,嘱患者血压正常后 1~2 年再妊娠。

第四节　前置胎盘

正常胎盘附着于子宫体的前壁、后壁或者侧壁。前置胎盘是指妊娠 28 周以后,胎盘附着于子宫下段,甚至胎盘的边缘达到或覆盖宫颈内口,其位置低于胎儿的先露部。前置胎盘是妊娠晚期出血的重要原因之一,若处理不当可危及母儿生命,多见于经产妇和多产妇。

一、病因、病理

（一）病因

目前病因尚不清楚,可能与下列因素有关。

（1）子宫内膜病变或损伤,如产褥感染、多产、多次刮宫及剖宫产术等,引起子宫内膜萎缩退化、损伤、瘢痕形成,使子宫蜕膜血管形成不良,当受精卵植入时血液供给不足,为了摄取足够营养而代偿性扩大胎盘面积,使胎盘伸展到子宫下段。

（2）受精卵发育迟缓。当受精卵到达子宫腔时,尚未发育达到着床的阶段,而囊胚继续下移,着床于子宫下段而发育成前置胎盘。

（3）胎盘发育异常,如帆状胎盘、副胎盘均可引起前置胎盘。

（4）胎盘面积过大,如多胎妊娠、巨大胎儿等,胎盘面积较大而达到子宫下段。

（二）病理

妊娠晚期或分娩期,随着子宫下段的延伸,附着在子宫下段的胎盘与子宫壁错位、分离,引起出血。

二、分类

根据胎盘下缘与子宫颈内口的关系,将其分为三类(图 5-5)。

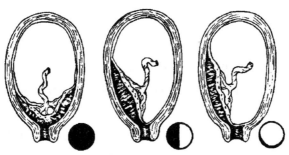

完全性前置胎盘　　部分性前置胎盘　　边缘性前置胎盘

图 5-5　前置胎盘的类型

（1）完全性（中央性）前置胎盘　胎盘组织完全覆盖在子宫颈内口。
（2）部分性前置胎盘　胎盘组织部分覆盖在子宫颈内口。
（3）边缘性前置胎盘　胎盘附着于子宫下段,其边缘未达子宫颈内口。

三、临床表现

（一）症状

妊娠晚期或临产时,发生无痛性、无诱因反复阴道出血是前置胎盘的主要症状。妊娠晚期或临产后子宫下段逐渐伸展,子宫颈口扩张,附着于该部位的胎盘不能相应伸展,而与其附着处剥离,血窦破裂出血。阴道出血发生的时间、次数、量与前置胎盘的类型有关。完全性前置胎盘初次出血多在妊娠 28 周左右、次数频繁,且量较多,有时大量出血可致休克;边缘性前置胎盘初次出血较晚,多在妊娠 37~40 周或临产后,量较少;部分性前置胎盘初次出血时间和量介于前两者之间。

（二）体征

（1）一般情况　大出血者可致休克;反复少量出血者出现贫血貌;贫血的程度与阴道流血量成正比。
（2）腹部检查　子宫软,无压痛,其大小与妊娠月份相符;胎位、胎心音多清楚,若出血多可有胎儿窘迫,甚至胎死宫内,胎心出现异常或消失。胎头高浮,约有 15% 的患者可并发胎位异常,若胎盘在子宫下段的前壁附着,在耻骨联合上方可听到胎盘杂音。

（三）并发症

（1）产后出血　产后出血与子宫下段收缩力弱有关,胎盘附着的子宫下段在胎盘娩出后有血窦开放,子宫下段收缩力弱,使血窦不易关闭,从而造成产后出血多且不易自止。
（2）产褥感染　产前反复阴道出血导致产妇贫血、抵抗力下降;产后胎盘剥离面接近宫颈内口,细菌容易侵入引起产褥感染。
（3）围产儿死亡率增高　若出血多可有胎儿窘迫,甚至胎死宫内。为了保证母亲的生命安全,常常需要提前终止妊娠,所以早产儿发生率明显提高。

（四）辅助检查

1．B 型超声检查

胎盘定位准确率高达 95% 以上，可根据胎盘边缘与子宫颈内口的关系进一步明确前置胎盘的类型，B 型超声检查是目前安全、有效的首选确诊方法。

2．产后检查胎盘、胎膜

对产前出血患者，产后应仔细检查胎盘胎儿面边缘有无血管断裂，可提示有无副胎盘。若前置部位的胎盘母体面有陈旧性黑紫色血块附着，或胎膜破口距离胎盘边缘小于 7cm 时，则为低置胎盘。

3．实验室检查

失血患者查血常规，多有血红蛋白、红细胞计数降低。

四、治疗要点

治疗原则为止血、纠正贫血和预防感染。根据出血量多少、有无休克、妊娠周数、胎儿是否存活、是否临产、宫口开大程度等全面考虑，选择恰当的处理方法。

1．期待疗法

在保证孕妇安全的前提下延长孕周，使胎儿发育成熟再终止妊娠。期待疗法适用于妊娠 <36 周、估计胎儿体重 <2000g、孕妇一般情况好、阴道流血量不多、胎儿存活者。

2．终止妊娠

终止妊娠适用于入院时已发生出血性休克的患者或期待疗法过程中发生大出血者，或者出血少但妊娠已接近足月或已临产者。分娩方式取决于孕妇的出血量、前置胎盘的类型、胎龄等。剖宫产术是处理前置胎盘的主要手段，适用于出血多或短时间内不能自然分娩者。阴道分娩适用于边缘性前置胎盘、枕先露、阴道出血不多、估计短时间内能结束分娩者。

五、护理问题

（1）组织灌注量不足　与阴道出血有关。

（2）焦虑、恐惧　与出血量较多危及母儿生命有关。

（3）有感染的危险　与失血、贫血、孕妇抵抗力下降等有关。

（4）潜在并发症：胎儿窘迫、早产、产后出血。

六、护理措施

1．一般护理

指导患者左侧卧位休息，定期吸氧 3 次/天，以提高胎儿的血氧供应。鼓励患者进高蛋白、高维生素饮食。避免各种刺激，减少出血机会，医护人员进行腹部检查时动作应轻柔，严禁肛查和阴道检查。

2. **急救护理**

阴道大出血的患者,应积极进行抢救,让患者保持去枕左侧卧位或休克体位,给予保暖、吸氧、迅速建立静脉通路、测量生命体征等措施。同时迅速做好剖宫产手术前准备,严密监测母儿情况。胎儿、胎盘娩出后,遵医嘱应用缩宫素,严密监测阴道流血情况及生命体征,预防产后出血。无手术条件时,迅速护送患者转院治疗。

3. **期待疗法**

对孕周 < 36 周、阴道出血不多的患者,在医生的指导下进行如下护理。

(1)监测生命体征。观察阴道出血量、出血时间,监测体温、脉搏、呼吸、血压等变化。判断前置胎盘类型。

(2)左侧卧位或胎盘附着部的同侧卧位。

(3)监测胎儿情况。及时听胎心、数胎动,必要时进行胎儿电子监护。

(4)预防感染。保持外阴清洁,擦洗、消毒外阴 1 次/天,使用消毒会阴垫,出血时间较长者遵医嘱使用抗生素。

(5)对症治疗。遵医嘱给予镇静剂、止血剂、宫缩抑制剂;贫血者可服用铁剂或输血。

4. **适时终止妊娠**

妊娠满 36 周,估计胎儿已经成熟者可考虑终止妊娠。

5. **预防并发症**

(1)防止早产:采用期待疗法的孕妇,嘱其绝对卧床休息,避免各种刺激,禁做阴道检查及肛查;遵医嘱给予镇静、止血药物及宫缩抑制剂;必要时给予地塞米松促胎肺成熟。

(2)及时发现和处理胎儿窘迫。

(3)预防产后出血及感染:胎儿娩出后密切观察宫缩及阴道流血情况,遵医嘱应用缩宫素和抗生素。

6. **心理护理**

对患者及家属提出的问题给予耐心解答;观察患者情绪变化,尽力消除患者紧张、焦虑的情绪,使其积极配合治疗与护理;给患者及家属讲解疾病的相关知识及注意事项。

7. **健康指导**

(1)开展计划生育的宣教工作,避免多次刮宫、多产、引产等损伤子宫内膜情况的发生。

(2)加强孕期保健,妊娠期出血者无论量多少应及时就诊处理。

(3)采用期待疗法的患者应多休息,监测胎心及胎动,如有异常出血及时就诊。

(4)产褥期禁止盆浴、性生活,注意保持外阴清洁,预防产后感染。

第五节　胎盘早剥

胎盘早剥是指妊娠 20 周以后或分娩期,正常位置的胎盘在胎儿娩出前部分或全部从子宫壁剥离。胎盘早剥是妊娠晚期严重的并发症,往往起病急、进展快,若处理不及时,可危及母儿生命。

一、病因、病理

（一）病因

胎盘早剥的病因尚不明确,可能与下列因素有关。

（1）孕妇血管病变　底蜕膜螺旋小动脉痉挛或硬化,引起远端毛细血管缺血坏死,甚至破裂出血形成胎盘后血肿,引起胎盘早剥。常并发妊娠期高血压疾病、慢性高血压、慢性肾炎等。

（2）机械因素　腹部撞击、挤压、摔伤、脐带过短或绕颈,外倒转术纠正胎位等,均可引起胎盘早剥。

（3）子宫静脉压突然升高　孕妇长时间仰卧,巨大子宫压迫下腔静脉而致子宫静脉淤血,静脉压升高导致蜕膜静脉破裂,引起胎盘早剥。

（4）宫腔内压力突然下降　羊水过多,破膜时羊水流出过快;双胎分娩时,第一胎儿娩出过快,导致宫腔内压力突然下降,子宫突然收缩,引起胎盘早剥。

（5）其他　吸烟、营养不良、吸毒等可增加胎盘早剥的概率。

（二）病理

胎盘早剥主要病理变化是底蜕膜出血形成胎盘后血肿,使胎盘自附着处剥离。临床分为三种类型（图5-6）。

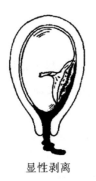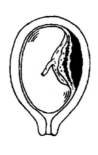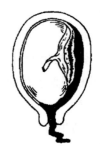

显性剥离　　　　　　隐性剥离　　　　　　混合型出血

图5-6　胎盘早剥的病理类型

（1）显性剥离（外出血）　胎盘边缘剥离,血液沿胎膜与子宫壁之间经宫颈管向外流出,有阴道流血。

（2）隐性剥离（内出血）　胎盘剥离后形成胎盘后血肿,如果胎盘边缘仍附着于子宫壁上,血液积聚在子宫壁和胎盘之间未向外流出,无阴道流血。

（3）混合型出血　当胎盘的剥离面不断扩大时,血液冲开胎盘边缘与胎膜,向宫颈口外流出,部分血液仍积聚在胎盘与子宫壁之间,先隐性后显性。

当胎盘早剥发生内出血时,血液积于胎盘与子宫壁之间,随着胎盘后血肿的压力升高,血液浸入子宫肌层,引起肌纤维分离、断裂甚至变性,当血液渗透至浆膜层时,子宫表面呈现紫蓝色瘀斑,称为子宫胎盘卒中。子宫肌层因血液浸润,收缩力弱,导致产后出血。严重的胎盘早剥可发生凝血功能障碍。

二、临床表现

1. 分类

临床表现为妊娠晚期或分娩期突然发生持续性腹痛,伴有或不伴有阴道流血。依其病情分为三度。

Ⅰ度:多见于分娩期,胎盘剥离面积小,出血少,贫血体征不明显;常无腹痛或轻微腹痛。腹部检查:腹部软,子宫大小与妊娠周数相符,胎位清楚,胎心音正常;产后检查见胎盘母体面有凝血块及压迹。

Ⅱ度:剥离面占胎盘总面积的1/3左右,以突发性持续性腹痛、腰酸为主要症状,疼痛程度与胎盘后积血量成正比,阴道出血少或无,贫血程度与阴道出血量不相符。腹部检查:子宫大于妊娠周数,有压痛,以胎盘早剥处明显,随着胎盘后血肿的增大,宫底逐渐升高;宫缩仍有间歇期,胎位可扪及,胎儿尚存活。

Ⅲ度:胎盘剥离面超过胎盘总面积的1/2,以内出血为主。临床症状进一步加重,患者表现为持续性剧烈腹痛,可伴有恶心、呕吐、面色苍白、血压下降等失血性休克症状。产科检查:子宫硬如板状,有压痛,宫缩无间歇期,胎位不清,胎心音消失。可伴有凝血功能障碍。

2. 辅助检查

(1)B型超声检查　是最常用的方法,胎盘与宫壁之间有液性暗区,若胎盘后血肿增大,胎盘胎儿面可凸向羊膜腔。若血液渗入羊水,可见羊水回声增强。

(2)实验室检查　包括全血细胞检查及凝血功能检查。情况紧急时,可抽取肘静脉血2ml于干燥试管中,轻叩管壁,7～10分钟后若无血块形成或形成易碎的软凝血块,表明凝血功能障碍。

(3)胎儿电子监护　可出现胎心率基线变异消失、变异减速、晚期减速等。

三、并发症

(1)凝血功能障碍　见于隐性剥离和混合型出血的胎盘早剥患者。

(2)产后出血　子宫胎盘卒中影响子宫收缩以及凝血功能障碍所致。

(3)急性肾功能衰竭　失血过多及凝血功能障碍等严重影响肾脏的血液灌注量,导致肾实质缺血坏死,诱发急性肾功能衰竭。

(4)围产儿死亡率增高　胎盘早剥导致胎儿窘迫、死胎、新生儿窒息及手术产率升高,易致新生儿产伤,围产儿死亡率增高。

四、治疗要点

一旦发生胎盘早剥,应纠正休克,及时终止妊娠,控制并发症。终止妊娠的方法根据孕妇胎次、胎盘早剥的严重程度、胎儿宫内状况及宫颈口开大情况等决定。对并发凝血功能障碍、产后出血和急性肾功能衰竭等患者应及时进行抢救。

(1)剖宫产　适用于:Ⅰ度胎盘早剥,短时间内不能结束分娩者;Ⅱ度胎盘早剥,胎儿虽已死亡,但不能立即分娩者;Ⅲ度胎盘早剥合并胎儿窘迫或阴道分娩失败者。

(2)经阴道分娩　适用于Ⅰ度患者,一般情况良好,病情较轻,以外出血为主,宫口已扩张,估计短时间内能阴道分娩者。

五、护理问题

(1)组织灌注量不足　与胎盘早剥大量出血导致休克有关。

(2)潜在并发症:弥散性血管内凝血、产后出血、肾功能衰竭、胎儿窘迫等。

(3)焦虑　与担心自身及胎儿安危有关。

(4)预感性悲哀　与胎儿死亡、切除子宫有关。

六、护理措施

1. 预防

(1)加强孕期管理:积极治疗妊娠合并症和并发症。

(2)避免损伤:妊娠晚期避免长时间仰卧位及腹部机械性损伤。

(3)防止宫腔内压力突然下降:双胎分娩时,第一胎儿不宜娩出过快;人工破膜时间应选择在宫缩间歇期进行,使羊水流出速度缓慢。

2. 止血,防止休克

(1)严密观察病情:观察生命体征、阴道流血量、宫底高度及压痛变化,如出现休克征象,遵医嘱采取抗休克处理。

(2)严重胎盘早剥者,嘱其绝对卧床休息,取半卧位;严密观察其意识变化、腹痛性质及程度、阴道出血量及宫高;记录24小时液体出入量;少尿或无尿闭时警惕急性肾衰竭的发生;迅速建立静脉通路、吸氧、输血、输液、补充血容量,最好是输新鲜血液,纠正休克;遵医嘱做好终止妊娠的准备。如发生子宫胎盘卒中,经处理无明显好转者,做好子宫切除的准备。

(3)防止感染:保持外阴清洁、干燥,遵医嘱给予缩宫素和抗生素,以防产后出血及感染。

3. 心理护理

评估患者恐惧的程度,鼓励患者说出内心感受。向患者及家属耐心解释病情与治疗措施,使其解除顾虑,增强信心和安全感,能够积极配合治疗。对胎儿死亡甚至子宫切除的患者,应表示同情理解,允许家属陪伴,促进患者早日康复。

4. 健康教育

积极治疗妊娠期高血压疾病、慢性肾炎等易引起胎盘早剥的疾病;加强营养,纠正贫血,预防感染;根据孕妇身体情况给予母乳喂养指导,给予死产者退乳指导;采取合适的避孕措施;嘱产妇产后 42 天到产科门诊复查。

第六节 早 产

妊娠满 28 周至不足 37 周期间分娩者,称为早产。此时娩出的新生儿称为早产儿。早产儿体重多 <2500g,早产儿各器官发育不成熟,出生孕周越小,体重越轻,其预后越差。

一、病因

(1)孕妇因素 合并感染性疾病(尤其是性传播疾病);患急、慢性疾病;妊娠并发症;生殖器异常,如子宫畸形、子宫肌瘤;吸烟、酗酒、精神受刺激等。

(2)胎儿、胎盘因素 以胎膜早破、绒毛膜羊膜炎最常见,前置胎盘、胎盘早剥、胎盘功能不全、胎儿畸形、胎儿生长受限、多胎妊娠等均可导致早产。

二、临床表现

最初为不规律宫缩,常伴阴道少量流血或血性分泌物,以后发展为规律宫缩,其过程与足月临产相似。临床上分为两个阶段。

1. 先兆早产

出现不规律或规律宫缩(10 分钟≥1 次),伴宫颈管的进行性缩短。

2. 早产临产

①规律宫缩(20 分钟≥4 次或者 60 分钟≥8 次),伴有宫颈的进行性改变;②宫颈扩张≥1cm;③宫颈展平≥80%。

三、辅助检查

(1)B 型超声检查:测量胎儿双顶径、头围、胸围、股骨长度等,确定胎儿大小、胎盘成熟度及羊水量。

(2)胎心监护:监测宫缩、胎心。

四、治疗要点

先兆早产者卧床休息,给予药物抑制宫缩等进行保胎治疗,尽量维持至足月;如早产不可避免,应尽可能预防新生儿合并症,提高早产儿的存活率。

五、护理问题

(1)围产儿受损的危险　与早产儿发育不成熟、生活能力低下有关。

(2)焦虑　与担心胎儿安危、新生儿预后有关。

(3)潜在并发症:胎儿窘迫、新生儿窒息。

六、护理措施

1. 先兆早产保胎孕妇的护理

嘱孕妇绝对卧床休息,左侧卧位,吸氧。严密观察宫缩、胎膜破裂、胎心、阴道流血等情况,及时报告医生。遵医嘱使用宫缩抑制剂,如硫酸镁、沙丁胺醇、硝苯地平、前列腺素合成酶抑制剂等。促进胎儿肺成熟。保持外阴清洁。

2. 早产临产孕妇的护理

如早产不可避免,应及早做好分娩准备,分娩前用地塞米松促进胎儿肺成熟,避免发生早产儿呼吸窘迫综合征。第一产程开始即给予产妇吸氧,至胎儿娩出为止,密切监测宫缩及胎心变化;第二产程行会阴切开,协助胎头娩出,防止颅内出血的发生;遵医嘱给予早产儿维生素 K_1,以防颅内出血。胎儿娩出后立即清理呼吸道、吸氧、延迟至分娩60秒后断脐,可减少新生儿输血和脑室内出血的发生率。新生儿按高危儿重点监护。

3. 心理护理

向孕妇及家属介绍有关早产的知识,减轻其焦虑情绪,取得配合。对先兆早产孕妇给予安慰、鼓励,安定孕妇情绪,尽量保胎。如围产儿死亡,应多陪伴产妇,耐心开导,使产妇尽快消除忧郁的情绪。

4. 健康教育

有早产危险因素者,加强孕期监护和保健指导,若出现早产征象,及时就诊,孕期多取左侧卧位休息,心情愉快;节制性生活,避免外伤;向产妇及家属传授早产儿的喂养及护理知识;指导避孕措施,无子女者至少半年后再孕,再孕时加强孕期保健和监护。

第七节　过期妊娠

平时月经周期规则,妊娠≥42周尚未临产者,称为过期妊娠。过期妊娠容易发生胎儿窘迫。围产儿死亡率为正常足月分娩的3倍,并随妊娠期延长而升高。

一、病因、病理

(一)病因

过期妊娠可能与胎盘内分泌失调使内源性前列腺素和雌二醇分泌不足、孕激素过多,头盆不称、胎位异常导致胎先露不能有效压迫子宫下段及宫颈反射性引起子宫收缩;胎儿畸形(无脑儿)、家族遗传等原因有关。

（二）病理

（1）胎盘功能正常者 胎儿继续生长,约有25%胎儿成为巨大胎儿,或因颅骨钙化过硬、可塑性差而导致难产。

（2）胎盘功能不全者 胎盘供血不足,胎儿生长发育停止,而呈"小老人状"(胎儿过熟综合征)。因羊水减少和胎粪排出,胎儿皮肤黄染,羊膜和脐带被染成黄绿色。

过期妊娠因胎盘病理改变引起胎儿窘迫或巨大胎儿,造成难产,使围产儿死亡率及新生儿窒息发生率增高,同时手术产率也增高。

二、临床表现

1. 症状

孕妇月经周期平时规律,妊娠已经超过预产期2周或以上;如末次月经无法确定,可根据早孕反应、首次胎动的时间、宫高及腹围值、B超检查的结果等推算预产期,再次核实孕周。

2. 体征

产科检查:子宫似足月妊娠大小;胎儿较大、羊水偏少;胎头已入盆,子宫颈管消失或部分消失。产后检查:新生儿为巨大儿或"小老人";胎盘有不同程度的梗死斑和白色钙化点。

3. 辅助检查

（1）B型超声检查:监测胎儿双顶径、股骨长度、羊水量等估计孕周。

（2）胎盘功能测定:雌三醇 < 10mg/24h,E/C < 10提示胎盘功能减退。

4. 胎心电子监护

无应激试验(NST)2次/周,无反应型者需进一步做缩宫素激惹试验(OCT),若多次反复出现胎心晚期减速,提示胎儿缺氧。

5. 羊膜镜检查

观察羊水量及胎粪污染程度,确定有无胎儿窘迫。

三、治疗要点

一旦确诊过期妊娠,应根据胎盘功能、胎儿大小、宫颈成熟度综合分析,选择恰当的分娩方式终止妊娠,并做好抢救新生儿的一切准备工作,及时发现和处理新生儿并发症。

（1）胎盘功能尚好、宫颈未成熟者,促宫颈成熟后进行引产。如合并其他产科指征,应行剖宫产术。

（2）若胎动计数 < 10次/12小时、胎儿监护异常、巨大胎儿、头盆不称等,无论宫颈条件如何,均应立即终止妊娠,以剖宫产术结束分娩较为安全。

四、护理问题

（1）知识缺乏　缺乏过期妊娠的相关知识。

（2）潜在并发症:胎儿窘迫、难产。

五、护理措施

1. 一般护理

（1）定期产前检查　超过预产期1周未临产者,必须到医院检查,做好住院治疗的准备。定期监测生命体征,做好生活护理,嘱孕妇左侧卧位休息。

（2）病情监测　观察产程进展、羊水性状,勤听胎心,自我监测胎动。若胎动＜10次/12小时,或减少50%以上提示胎盘功能减退。给予产妇吸氧,必要时做胎儿电子监护,有异常情况立即报告医生。

（3）标本处理　遵医嘱按时送检血、尿标本,并做好其他检查的配合,了解胎儿宫内情况。

（4）手术配合　如辅助检查显示胎盘功能低下或有胎儿窘迫征象,需立即结束分娩,应遵医嘱用药、做好剖宫产(或阴道助产术)的准备,新生儿按高危儿加强护理。

2. 心理护理

向孕妇及家属解释过期妊娠的危害及终止妊娠的重要性,使孕妇接受并配合医护人员的护理、治疗。

3. 健康教育

妊娠晚期嘱孕妇适当活动,休息时取左侧卧位。

第八节　羊水量异常

一、羊水过多

羊水过多是指妊娠期间羊水量超过2000ml。根据羊水增长的速度,分为急性和慢性两类,临床以慢性羊水过多发生率较高。

(一)病因

在羊水过多的孕妇中,约1/3患者病因不明,称为特发性羊水过多。明显的羊水过多患者可能与以下因素有关。

（1）胎儿畸形。羊水过多孕妇中约有25%合并胎儿畸形。以中枢神经系统和上消化道畸形多见,如无脑儿、脊柱裂、脑膜膨出、食管闭锁、幽门梗阻等。

（2）多胎妊娠。多胎妊娠羊水过多的发生率是单胎妊娠的10倍,多发生于单卵双胎中占优势的胎儿,胎盘有血管吻合,受血胎儿的循环血量多,尿量增加,导致羊水过多。

(3)胎盘、脐带病变(如巨大胎盘及胎盘血管瘤等)可引起羊水过多,脐带帆状附着也可引起羊水过多。

(4)孕妇患糖尿病、贫血、妊娠期高血压疾病时,常伴有羊水过多。母儿血型不合时,胎盘绒毛水肿影响液体交换,导致羊水过多。

(二)临床表现

1. 急性羊水过多

急性羊水过多较少见,多发生在妊娠 20~24 周。羊水量在短时间内急剧增加,子宫于数日内明显增大,产生一系列压迫症状。如膈肌上升引发气促、心悸、发绀、呼吸困难不能平卧;胃肠道受压迫出现消化不良、呕吐、便秘等。检查见腹壁紧张、皮肤发亮,子宫大于妊娠月份,触之有液体震颤感,胎位不清,胎体有漂浮感,胎心音遥远或不清;下腔静脉回流受阻,出现下肢、外阴或腹壁水肿,或静脉曲张。

2. 慢性羊水过多

慢性羊水过多多发生于妊娠晚期,病程进展缓慢,孕妇多能适应,易并发胎位异常或早产。检查见子宫较正常妊娠月份大,腹壁紧张,有明显的液体震颤感,胎位不清,胎心音遥远。

3. 并发症

羊水过多易发生早产、妊娠期高血压疾病、胎盘早剥、胎位异常、胎膜早破、脐带脱垂等。产后因子宫肌纤维伸展过度,可致宫缩乏力性产后出血等。

4. 辅助检查

(1)B 型超声检查 测量单一羊水最大暗区垂直深度(AFV)≥8cm,或者羊水指数(AFI)≥25cm 时可以诊断为羊水过多。B 超是确诊羊水过多的首选检查方法,同时还可以了解胎儿发育情况。

(2)甲胎蛋白(AFP)测定 AFP 含量较正常显著增高,或母血 AFP 值超过同期正常妊娠平均值 2 个标准差以上,提示胎儿有严重神经管畸形。

(三)治疗要点

(1)羊水过多合并胎儿畸形者,一经确诊,及时终止妊娠,可采用人工高位破膜引产术或羊膜腔穿刺利凡诺注射引产术。人工高位破膜引产时注意羊水流出速度要缓慢,以防腹压骤降,发生胎盘早剥。

(2)正常胎儿合并羊水过多、孕周 <37 周、胎儿肺不成熟者,尽量延长孕周,低盐饮食,必要时给予镇静剂;应用前列腺素合成酶抑制剂减少胎儿排尿;自觉症状严重者,经腹羊膜腔穿刺放羊水,缓解压迫症状。

(3)积极治疗糖尿病、妊娠期高血压疾病等合并症。

(4)分娩期严密观察产程,警惕脐带脱垂、胎盘早剥和产后出血。

（四）护理问题

（1）舒适度改变　与子宫异常增大出现压迫症状有关。

（2）焦虑　与担心母儿安危及胎儿畸形有关。

（3）有围产儿受伤的危险　与羊水过多的并发症有关。

（五）护理措施

1. 一般护理

嘱孕妇卧床休息,取左侧卧位。急性羊水过多压迫症状严重时取半卧位,减少活动,防止胎膜早破。若已破膜,平卧时抬高臀部,防止脐带脱垂。低盐饮食,每天吸氧 1～2 次,改善胎儿缺氧症状。

2. 病情观察

孕期观察孕妇生命体征,定期测宫高、腹围、体重,以便及早发现羊水过多。产程中判断产程进展,及时发现并发症,观察宫缩、胎心及胎动,及早发现胎盘早剥和脐带脱垂征象。产后应密切观察子宫收缩及阴道流血情况,防止产后出血。胎儿畸形引产者重点要保证母亲的安全。

3. 治疗配合

急性羊水过多无胎儿畸形者,可经腹羊膜腔穿刺放羊水继续妊娠。放羊水时应注意:

（1）向患者及家属介绍放羊水的目的、过程。

（2）术前做好输液及输血准备。

（3）排空膀胱,取平卧位,B 超协助确定穿刺位置。

（4）缓慢放出羊水,速度 <500ml/h,放羊水总量每次 <1500ml。

（5）腹部放置沙袋或加腹带包扎,以防血压骤降发生休克。

（6）遵医嘱给予宫缩抑制剂、抗生素等。

4. 心理护理

向孕妇及家属解释胎儿畸形并非孕妇过错,并积极查找原因,告知再孕时的注意事项,使孕妇接受并配合医护人员的治疗及护理。

5. 健康教育

嘱孕妇妊娠晚期注意休息和饮食,以减轻症状。加强产检,定期监测羊水量,有羊水过多时要注意预防和及时发现并发症。嘱有胎儿畸形的患者再次受孕后进行遗传咨询及产前诊断。

二、羊水过少

妊娠晚期羊水量 <300ml 者,称为羊水过少。发生率为 0.4%～4%,羊水过少严重影响围产儿的预后,若羊水量 <50ml,胎儿窘迫发生率达 50% 以上,围产儿死亡率达 88%。

（一）病因

羊水过少主要与羊水产生减少或吸收、外漏增加有关,部分羊水过少原因不明。常见原因如下。

（1）胎儿畸形　以胎儿泌尿系统畸形为主,如先天性肾缺如、肾脏发育不全、输尿管或尿道梗阻等引起尿少或无尿,引起羊水减少。

（2）胎盘功能减退　过期妊娠、胎儿生长受限、妊娠期高血压疾病等导致胎盘退行性变,胎儿缺血缺氧,肾血流量不足,尿量减少,引起羊水过少。

（3）羊膜病变　用电镜观察发现羊水过少者羊膜上皮层变薄,上皮细胞萎缩,微绒毛短粗、数目减少等。

（4）其他　如孕妇脱水、血容量不足时,孕妇血浆渗透压增高,使胎儿血浆渗透压相应增高,尿液形成减少;孕妇应用某些药物(如利尿剂等)亦可引起羊水过少。

（二）临床表现

孕妇于胎动时感腹痛,检查见宫高、腹围小于同期妊娠,子宫敏感度较高,临产后阵痛剧烈,宫口扩张缓慢,产程延长。羊水过少胎儿易发生肺部发育不良、胎儿生长受限、胎儿窘迫及新生儿窒息。

（三）辅助检查

1. B 型超声检查

妊娠晚期羊水最大暗区垂直深度≤2cm 或羊水指数≤5cm 为羊水过少。

2. 胎儿电子监测

无应激试验(NST)可呈无反应型。分娩期监测到胎心出现频繁的变异减速或晚期减速,提示胎儿有缺氧的危险。

3. 胎儿染色体检查

有胎儿畸形者可做此项检查了解有无染色体异常。

（四）治疗要点

根据胎儿有无畸形及孕周大小选择治疗方案。确诊为胎儿畸形,或胎儿已成熟、胎盘功能严重减退者,应立即终止妊娠。

（1）对胎儿畸形者,常采用引产终止妊娠,原则上要保证母亲的安全。

（2）如妊娠足月合并严重胎盘功能不良或胎儿窘迫,估计短时间内不能经阴道分娩者,应行剖宫产术。

（3）如胎肺不成熟,无明显胎儿畸形,可经羊膜腔灌注生理盐水,降低胎儿变异减速发生率及羊水胎粪污染率,尽量延长孕周。根据孕周大小及胎儿宫内有无缺氧等情况适当处理,必要时终止妊娠。

（五）护理问题

（1）有胎儿受伤的危险　与羊水过少导致胎儿粘连或胎儿生长受限有关。

（2）恐惧　与担心胎儿畸形有关。

（六）护理措施

（1）向孕妇和家属介绍羊水过少的原因；指导孕妇监测胎动的方法和技巧，积极预防胎膜早破的发生。

（2）观察孕妇的生命体征，定期测量宫高、腹围和体重，判断病情发展。

（3）若合并过期妊娠、胎儿生长受限等需要终止妊娠者，应做好阴道助产或剖宫产术的准备。

（4）若羊水过少合并胎膜早破者行保胎治疗或产程中发现羊水过少，需遵医嘱进行预防性羊膜腔灌注治疗，应注意无菌操作。

（5）心理护理。向孕妇及家属解释胎儿畸形并非孕妇过错，并积极查找原因，告知再孕时的注意事项，使孕妇接受并配合医护人员的治疗及护理。

（6）健康教育。嘱孕妇妊娠晚期加强产检，定期监测羊水量，有羊水过少时要注意预防和及时发现并发症。嘱有胎儿畸形的患者再次受孕后进行遗传咨询及产前诊断。

第九节　多胎妊娠

一次妊娠宫腔内同时有两个或两个以上胎儿时，称为多胎妊娠，以双胎妊娠最为多见。近年来辅助生殖技术广泛开展，多胎妊娠发生率明显增高。多胎妊娠时母体的并发症增多，围产儿死亡率亦增高。本节主要介绍双胎妊娠。

一、病因

1. 遗传因素

凡夫妇一方家庭中有分娩多胎者，多胎妊娠的发生概率增加。若孕妇本身为双胎之一，则分娩双胎的概率比丈夫为双胎之一时更高，提示母亲的基因型影响比父亲大。

2. 年龄及胎次

双胎发生率随年龄的增长显著升高，在 15～19 岁年龄组仅为 2.5‰，而 30～34 岁年龄组上升至 11.5‰。产次增加，双胎发生率也增加，有报道初产妇为 21.3‰，经产妇为 26‰。

3. 促排卵药物的应用

多胎妊娠可由药物诱发排卵增多而引起。其概率与个体反应差异、剂量大小有关。如绝经期应用促性腺激素治疗时，易发生卵巢过度刺激，引起多发性排卵，发生双胎的机会将增加 20%～40%。

二、分类

根据受精卵个数的不同，双胎妊娠分为两类。

1. 双卵双胎

双卵双胎是由两个卵细胞分别受精后形成的双胎妊娠,约占双胎妊娠的2/3。特点:两个胎儿的性别、血型可以相同或不同,容貌似兄弟姐妹;各自形成独立的胎囊和胎盘,两个胎囊间有两层羊膜和两层绒毛膜,有时两个胎盘并列较近或融合似一个大胎盘,但两个胎盘之间的血液循环互不相通。

2. 单卵双胎

单卵双胎是由一个卵子受精后分裂成为两个胎儿的双胎妊娠,约占双胎妊娠的1/3。特点:两个胎儿的性别、血型相同,容貌酷似;胎盘和胎膜根据受精卵分裂时期的不同有差异,如在桑葚期前形成的单卵双胎,胎儿的附属物似双卵双胎;在囊胚期形成的单卵双胎,两个胎囊间有两层羊膜和两层绒毛膜;在羊膜腔形成以后分裂的单卵双胎,则两个胎儿有一个共同的胎盘、羊膜腔。

三、临床表现

1. 症状

早孕反应重;孕中期腹部增大明显、体重增加过多,可引起呼吸困难,孕妇感到胎动波及的范围大且频度高。

2. 体征

子宫底高度大于同期正常单胎孕周,腹部可触及多个小肢体和两个胎头,在腹部不同部位听到两个速率相差 > 10 次/分的胎心音,两个胎心听诊部位间隔有无音区。孕妇可出现下肢、腹壁静脉曲张和痔疮,常伴有不同程度的贫血征象。

四、并发症

妊娠期易并发妊娠期高血压疾病、羊水过多、胎儿畸形、前置胎盘、胎位异常、胎膜早破、胎死宫内、贫血等;分娩期易出现产程异常、产后出血、早产、胎位性难产、胎盘早剥等;产褥期则易并发产褥感染、产后出血;围产儿死亡率增高。

五、治疗要点

1. 妊娠期

及早确诊,积极防治各种妊娠并发症和合并症;加强营养,注意休息,补充铁剂和钙剂;妊娠早期和妊娠30周后避免过劳及性生活,以防流产、早产和感染;根据胎位确定分娩方式,一般需提前住院待产。

2. 分娩期

第一产程:无明显异常者,多通过阴道分娩,密切观察产程进展及胎心率情况,做好新生儿窒息的抢救准备工作;如第一胎儿为横产式或有手术指征则行剖宫产手术。

第二产程:第一胎儿娩出后应立即断脐带,以防第二胎儿失血。助手在腹部固定第二胎儿为纵产式,勤听胎心,密切观察宫缩及阴道流血情况;通常在 20 分钟左右第二个胎儿娩出,如果第一胎儿娩出 15 分钟后仍无宫缩,可行人工破膜,静脉点滴低浓度缩宫素,促进子宫收缩。若胎心异常行手术助产。第二胎儿前肩娩出后,立即静脉或肌内注射缩宫素或麦角新碱加强宫缩,以防产后出血。

第三产程:第二胎儿娩出后立即在腹部放置 1kg 沙袋或腹部加压包扎 6～12 小时,以防腹压骤降引起休克;检查软产道有无损伤;产后检查胎盘、胎膜是否完整,并识别是单卵双胎还是双卵双胎。如新生儿体重小于 2500g,应按未成熟儿护理。

六、护理问题

(1)潜在并发症:早产、脐带脱垂、胎盘早剥等。

(2)有胎儿受伤的危险　与早产、手术产等有关。

(3)焦虑　与担心母儿安危有关。

(4)舒适度改变　与子宫增大出现压迫症状有关。

七、护理措施

1. 一般护理

(1)加强营养:进食富含铁、钙的食物,以防贫血和妊娠期高血压疾病的发生;多食用蔬菜、水果,预防便秘。

(2)注意休息:左侧卧位休息,以改善子宫、胎盘的血供;休息时抬高下肢减轻水肿,缓解静脉曲张。

2. 孕期护理

(1)加强产前检查:早期确诊,积极防治各种妊娠并发症和合并症。

(2)日常防护:防止意外伤害。

(3)先兆流(早)产者:遵医嘱服用保胎药物,并注意监测腹痛、阴道流液及胎心、胎动情况。

3. 分娩期护理

(1)分娩前:做好输血、输液的准备,与相关科室配合做好手术助产、剖宫产及抢救新生儿的准备工作。

(2)密切观察产程:产程中如有异常及时报告医生,并积极配合急救。

(3)严密监测生命体征。

4. 产褥期护理

(1)严密观察生命体征、子宫收缩及阴道流血情况。

(2)加强会阴护理,观察伤口愈合情况,积极预防产后并发症。

(3)遵医嘱合理应用抗生素,预防感染。

(4)指导产妇及家属正确喂养新生儿。

5. 心理护理

帮助孕妇完成角色转变,接受即将成为两个孩子母亲的事实,告知双胎妊娠虽属于高危妊娠,但孕妇不必过分担心母儿的安危,保持心情愉快,积极配合治疗及护理。

复 习 题

1. 早期自然流产的主要原因是( )

A. 妊娠期急性高热 　　　B. 胎盘早剥 　　　C. 母儿血型不合

D. 接触有害化学物质 　　　E. 染色体异常

2. 胚胎或胎儿已死亡,滞留在宫腔内尚未自然排出者称( )

A. 先兆流产 　　　B. 难免流产 　　　C. 不全流产

D. 稽留流产 　　　E. 习惯性流产

3. 异位妊娠患者就诊的主要症状是( )

A. 停经 　　　B. 腹痛 　　　C. 阴道流血

D. 恶心、呕吐 　　　E. 头晕

4. 关于输卵管妊娠破裂的临床表现,下列何项错误( )

A. 晕厥、休克

B. 宫颈举痛

C. 多见于妊娠6周左右的输卵管峡部妊娠

D. 休克程度与阴道出血量成正比

E. 阴道后穹隆穿刺抽出不凝血

5. 对于异位妊娠非手术治疗的患者,下列何项护理措施不妥( )

A. 指导卧床休息,避免增加腹压的动作

B. 指导患者清淡饮食

C. 严密监测病情变化

D. 腹痛加重、血压下降时提示腹腔内出血增多,需立即手术

E. 禁止性生活

6. 下列何项不属于妊娠期高血压疾病的好发因素( )

A. 慢性肾炎 　　　B. 高龄 　　　C. 泌尿系统感染

D. 气候寒冷 　　　E. 糖尿病

7. 妊娠期高血压疾病患者眼底动、静脉比例可由正常的2:3变为( )

A. 1:2 　　　B. 1:5 　　　C. 2:1

D. 3:2 　　　E. 5:2

8. 妊娠期高血压疾病子痫前期的处理原则是( )

A. 降压,解痉,镇静,合理扩容,利尿,适时终止妊娠

B. 镇静,解痉,降压,合理扩容,利尿,适时终止妊娠

C. 合理扩容,利尿,解痉,降压,镇静,适时终止妊娠

D. 适时终止妊娠,解痉,降压,镇静,扩容,利尿

E. 解痉,镇静,降压,合理扩容,利尿,适时终止妊娠

9. 某初产妇,确诊为妊娠期高血压疾病,下列何项护理措施不妥(　　)

A. 间断吸氧

B. 严格限制食盐摄入量

C. 休息时取左侧卧位

D. 保证充足的营养

E. 适当服用镇静药物

10. 关于前置胎盘孕妇的检查方法,下列何项错误(　　)

A. B 型超声检查　　　　B. 产后检查胎盘、胎膜　　C. 产科检查

D. 肛查　　　　　　　　E. 阴道检查

11. 前置胎盘的孕妇胎先露通常为(　　)

A. 前不均倾　　　　　　B. 后不均倾　　　　　　C. 胎头高浮

D. 过度仰伸　　　　　　E. 较早入盆

12. 针对胎盘早剥患者的护理措施何项不正确(　　)

A. 严密观察病情变化

B. 积极做好手术前的准备工作

C. 配合医生抢救

D. 嘱咐患者心情愉快,适当活动

E. 预防感染

13. 急性羊水过多的孕妇,胎儿发育正常,其处理方法是(　　)

A. 缩宫素引产

B. 顺其自然,无须处理

C. 剖宫产

D. 根据羊水量增多的程度、孕妇的症状、胎龄等综合考虑

E. 产钳助产

14. 经产妇,31 岁,现宫内孕 8 周,突然发生完全流产。该孕妇既往身体健康,曾少量吸烟,并有 2 次自然流产史。本次流产可能的原因是(　　)

A. 不良生活习惯　　　　B. 基因异常　　　　　　C. 全身性疾病

D. 黄体功能不足　　　　E. 生殖器官畸形

15. 李女士,27 岁,停经 60 天,阴道流少量咖啡色血 4 天就诊。检查:阴道内少量暗红色的血液,子宫约孕 60 天大小,妊娠试验阳性。应考虑(　　)

A. 先兆流产　　　　　　B. 难免流产　　　　　　C. 不全流产

D. 稽留流产　　　　　　E. 完全流产

16. 李女士,停经 2 月,阴道流血 2 天,血量增多 1 天,伴下腹坠痛。妇科检查:子宫增大约孕 50 天大小,宫颈口松弛,宫口开一指。尿妊娠试验阳性。首先考虑( )

    A. 先兆流产　　　　　　　B. 难免流产　　　　　C. 不全流产

    D. 过期流产　　　　　　　E. 葡萄胎

17. 李某,26 岁,停经 50 天,下腹痛及阴道多量流血 10 小时。妇科检查:子宫稍大,宫口有胎盘组织堵塞。下列何项处理最恰当( )

    A. 肌注黄体酮　　　　　　B. 肌注维生素 K　　　C. 肌注或静注缩宫素

    D. 口服维生素 E　　　　　E. 刮宫术

18. 张某,妊娠 10 周,阵发性腹痛及大量阴道流血,并有失血性休克。应考虑( )

    A. 先兆流产　　　　　　　B. 难免流产　　　　　C. 不全流产

    D. 完全流产　　　　　　　E. 过期流产

19. 30 岁妇女,停经 50 天时确诊为"早孕",曾在停经 63 天,阴道少量流血 2 天,现停经 3 个月余。妇科检查发现子宫增大如孕 7 周大小。B 型超声检查未见胎心搏动。可能为( )

    A. 先兆流产　　　　　　　B. 难免流产　　　　　C. 不全流产

    D. 完全流产　　　　　　　E. 稽留流产

20. 李某,孕 12 周,阴道流血 7 天,体温 38℃,白细胞 $12 \times 10^9/L$,首选的处理为( )

    A. 立即清宫再用抗生素

    B. 立即用抗生素后再清宫

    C. 观察阴道出血情况,再行清宫术

    D. 立即注射麦角新碱

    E. 保胎治疗

21. 曾某,孕 8 周,几天前下腹正中隐痛,伴阴道少量出血,至今阴道仍持续出血。妇科检查:宫颈光滑、宫口未开、无举痛;子宫呈前倾前屈位,软,如孕 8 周大小;附件(－)。首选下列何项检查( )

    A. 尿雌三醇测定　　　　　B. 血 HPL 测定　　　C. 尿 HCG 定量测定

    D. B 型超声检查　　　　　E. 甲胎蛋白(AFP)测定

22. 王某,孕 39 周,无诱因性阴道出血 200ml 左右,腹部检查示腹软,无压痛,胎位清楚,胎心率 158 次/分,阴道见少量活动性出血。最可能的诊断是( )

    A. 胎盘早剥　　　　　　　B. 早产　　　　　　　C. 前置胎盘

    D. 正常临产　　　　　　　E. 凝血功能障碍

23. 王某,28 岁,孕 36 周,阴道大量出血就诊,诊断为胎盘早剥,现已进入产程,治疗原则为( )

    A. 清洁灌肠　　　　　　　B. 期待疗法　　　　　C. 抑制宫缩

    D. 终止妊娠　　　　　　　E. 禁止人工破膜

24. 王某,孕 38 周,突然感到剧烈腹痛伴有少量阴道流血。检查:血压 150/110mmHg,

子宫似足月妊娠大小,硬如板状、压痛明显。胎心率 90 次/分,胎位不清,可能的诊断为
( )

    A. 前置胎盘   B. 临产   C. 胎盘早剥

    D. 早产   E. 不完全性子宫破裂

25. 吴某,妊娠期高血压疾病患者,使用硫酸镁治疗时出现膝反射消失,呼吸浅而慢
(10 次/分),此患者除立即停药外,应用下述何种药物( )

    A. 5% 葡萄糖静脉滴注   B. 肌注山莨菪碱   C. 静注 50% 葡萄糖

    D. 静注 10% 葡萄糖酸钙   E. 静注低分子右旋糖酐

26. 李某,初产妇,孕 37 周,诊断为"妊娠期高血压疾病"收入院。自诉担心药物影响胎
儿发育,不接受药物治疗,又担心不服药病情会加重。下列护理措施首先应考虑( )

    A. 测血压 2~4 次/天   B. 安静休息   C. 观察病情

    D. 心理护理   E. 观察并发症

27. 王某,35 岁,孕 31 周,突然全身抽搐,持续约 2 分钟,家人立即将其送往医院。检
查:血压 165/100mmHg,胎头先露,胎心率 140 次/分,有不规则宫缩。下列何项检查最重
要( )

    A. 眼底检查   B. 胎儿成熟度检查   C. 血气分析

    D. 尿妊娠试验   E. 超声心动图检查

28. 李某,30 岁,停经 6 周,突发右下腹剧痛,伴阴道少量流血。妇科检查:后穹隆饱
满、触痛,子宫略大,宫颈举痛,右侧附件区压痛明显。有慢性盆腔炎病史。该患者可能
的诊断是( )

    A. 前置胎盘   B. 胎盘早剥   C. 流产

    D. 阑尾炎   E. 异位妊娠

29. 张某,已婚女性,27 岁。停经 50 天,阴道少量流血 1 天。早晨 5 时无原因出现下
腹部剧痛,伴恶心、呕吐及一过性晕厥。面色苍白,血压 70/40mmHg,脉搏 120 次/分。妇
科检查:宫颈举痛,后穹隆饱满、触痛。最适宜的处理是( )

    A. 住院观察病情

    B. 给予止痛药物

    C. 行阴道后穹隆穿刺,并行急诊手术准备

    D. 指导进食,以增加热量摄入

    E. 行腹腔镜检查

30. 王某,孕 42 周,诊断为过期妊娠,需入院终止妊娠。胎心监测示胎儿窘迫。其常
见原因为( )

    A. 胎盘功能减退   B. 母亲心情焦虑   C. 子宫胎盘血运受阻

    D. 胎头长期受压   E. 母亲血氧含量不足

31. 赵某,29 岁,妊娠 26 周后,腹部膨隆较快,妊娠 28 周出现腹部胀痛、呼吸困难及下
肢水肿来院就诊。检查:宫底位于耻骨联合上 32cm,胎位触不清,胎心音不清。首先考虑

（　　）

    A. 多胎妊娠　　　　　　B. 急性羊水过多　　　C. 巨大儿

    D. 卵巢囊肿　　　　　　E. 腹水

32. 王某,妊娠 31 周,无痛性阴道流血 4 次。胎心率正常,子宫无压痛,阴道流血量少于月经量,正确的护理措施为(　　)

    A. 左侧卧位休息

    B. 肛查了解宫颈口有无开大

    C. 阴道检查

    D. 缩宫素引产

    E. 立即剖宫产

33. 李某,妊娠 35 周,宫缩持续 40 秒,间歇期 5~6 分钟,宫颈管消退 80%,宫口扩张 3cm,诊断为(　　)

    A. 假临产　　　　　　　B. 先兆早产　　　　　C. 早产临产

    D. 足月临产　　　　　　E. 生理性宫缩

34. 张某,32 岁,孕 31 周,少量阴道流血,有 3 次早产史。适宜的处理方法是(　　)

    A. 左侧卧位休息　　　　B. 任其自然　　　　　C. 促进宫缩

    D. 吸氧　　　　　　　　E. 抑制宫缩

35. 李某,32 岁,停经 2 个月,妊娠试验阳性,曾 2 次自然流产,均在 3 个月左右,目前无腹痛。下列何项护理措施正确(　　)

    A. 绝对卧床休息　　　　B. 有出血时再处理　　C. 宫颈内口缝扎术

    D. 有宫缩时卧床休息　　E. 预防性口服沙丁胺醇

(36~37 题共用题干)

某孕妇,妊娠 43 周,确诊为过期妊娠,现胎动异常,医生决定终止妊娠,但家属和孕妇担心使用药物会对胎儿不利,未同意。

36. 下列何项叙述不正确(　　)

    A. 向患者解释过期妊娠对胎儿的危害

    B. 监测胎心

    C. 配合医生进行检查

    D. 配合治疗

    E. 满足患者要求,等待自然分娩

37. 下列何项检查结果符合上述表现(　　)

    A. 胎头双顶径 8cm

    B. OCT 试验出现早期减速

    C. NST 试验呈反应型

    D. 胎动 9 次/12 小时

    E. 胎心率 144 次/分

（38~40题共用题干）

16岁女性,未婚,有性生活史,停经50⁺天,在私人诊所行人工流产术,术后阴道持续流血3天。突然高热,腹痛。体温39℃。妇科检查:阴道见脓血样物流出,子宫压痛明显。

38. 此患者可能为（　　）

A. 不全流产　　　　　B. 难免流产　　　　C. 稽留流产

D. 流产合并感染　　　E. 完全流产

39. 下列护理措施何项不恰当（　　）

A. 保持外阴清洁

B. 遵医嘱使用抗生素

C. 立即配合医生行清宫手术

D. 严格无菌操作规程

E. 进行物理降温

40. 此患者的体位宜采取（　　）

A. 平卧位　　　　　B. 半卧位　　　　C. 侧卧位

D. 胸膝卧位　　　　E. 头低足高位

（41~43题共用题干）

患者38岁,妊娠35周,自诉头晕、头痛,查血压160/110mmHg,尿蛋白(+++),胎心率148次/分,LOA,双下肢水肿。

41. 此患者最可能的诊断为（　　）

A. 妊娠合并心脏病　　B. 妊娠合并高血压　　C. 妊娠合并贫血

D. 妊娠期高血压疾病　E. 妊娠合并肾病

42. 患者出现上述症状的原因是（　　）

A. 水钠潴留　　　　　B. 动脉硬化　　　　C. 静脉淤血

D. 肾功能衰竭　　　　E. 全身小动脉痉挛

43. 对于该患者解痉治疗首选药物是（　　）

A. 冬眠合剂　　　　　B. 呋塞米　　　　C. 硫酸镁

D. 地高辛　　　　　　E. 肼屈嗪

第六章 胎儿窘迫及新生儿窒息的护理

第一节 胎儿窘迫

胎儿窘迫是指胎儿在宫内有缺氧征象,危及胎儿健康和生命。胎儿窘迫主要发生在临产过程中,也可发生在妊娠后期。胎儿窘迫分为急性胎儿窘迫与慢性胎儿窘迫,急性胎儿窘迫多发生于分娩期,慢性胎儿窘迫多发生于妊娠后期,但可延续至分娩期并加重。

一、病因、病理生理

（一）病因

1. 母体因素

任何引起母体血氧含量不足的因素均可导致胎儿窘迫,如高血压、慢性肾炎、妊娠期高血压疾病、心脏病、心力衰竭、重度贫血、肺源性心脏病、产前出血性疾病和创伤、急产或不协调性子宫收缩、缩宫素使用不当、产程延长、子宫过度膨胀、胎膜早破等。

2. 胎儿因素

胎儿严重的心血管疾病、呼吸系统疾病,胎儿畸形,母儿血型不合,胎儿宫内感染、颅内出血及颅脑损伤,致胎儿运输及利用氧能力下降等。

3. 脐带、胎盘因素

脐带和胎盘功能障碍影响胎儿氧及营养物质的供应,导致胎儿窘迫,如过期妊娠、重度妊娠期高血压疾病、前置胎盘、胎盘早剥等引起胎盘功能低下;脐带绕颈、脱垂、打结、扭转、血肿等。

（二）病理生理变化

基本病理生理变化是指缺血缺氧引起的一系列机体变化。缺氧初期胎儿通过自主神经反射兴奋交感神经,导致血压升高、心率加快;随着缺氧加重,转为迷走神经兴奋,胎心率减慢、胎儿肠蠕动亢进,肛门括约肌松弛,胎粪排出。严重时出现胎儿缺氧缺血性脑病,甚至死胎。缺氧可引起代谢性酸中毒。妊娠晚期慢性胎儿窘迫导致胎儿宫内发育迟缓。

二、临床表现

(一)急性胎儿窘迫

1. 胎动变化

急性胎儿窘迫早期表现为胎动过频,如缺氧未纠正或加重,则胎动转弱且次数减少,进而消失(数胎动时,胎动先多后少)。

2. 胎心率变化

早期缺氧胎心率加快(>160 次/分);持续缺氧则胎心率减慢(<110 次/分),胎心率快慢不均表示胎儿可能有缺氧,为胎儿危险征象(听胎心:先快后慢)。

3. 羊水胎粪污染

胎儿缺氧迷走神经兴奋,导致肠蠕动增加及肛门括约肌松弛,胎粪排入羊水中致羊水着色(看羊水:有无胎粪污染)。羊水胎粪污染不是胎儿窘迫的征象,如果胎心监护正常,不必处理;如果胎心监护异常,存在胎儿缺氧,会引起胎粪吸入综合征。

(二)慢性胎儿窘迫

胎动减少是慢性缺氧的重要指标。正常胎动计数≥10 次/2 小时,<10 次/2 小时或减少 15% 者提示胎儿缺氧可能。临床上胎动消失 24 小时后胎心也会消失,应警惕。

三、辅助检查

(1)胎儿电子监护 ①无应激试验(NST)无反应:持续监护 20 分钟以上,胎动时胎心率加速 <15 次/分,持续时间 <15 秒;②在无胎动与宫缩时,胎心率 >160 次/分或 <110 次/分,持续 10 分钟以上;③基线变异频率 <5 次/分;④缩宫素激惹试验(OCT)可见频繁晚期减速或重度变异减速。

(2)胎盘功能检查 ①孕妇 24 小时尿雌三醇值急骤减少 30% ~40%,或于妊娠末期连续多次测定 <10mg/24h;②尿液中雌激素/肌酐 <10,提示胎盘功能不良;③血清游离雌三醇(E_3) <40nmol/L,提示胎盘功能低下;④胎盘生乳素、妊娠特异 β_1 糖蛋白也可反映胎盘功能。

(3)胎儿头皮血血气分析 pH <7.20(正常值 7.25 ~7.35),PO_2 <10mmHg(正常值 15 ~30mmHg),PCO_2 >60mmHg(正常值 35 ~55mmHg)表示有酸中毒。

(4)羊膜镜检查 见羊水混浊。依据胎粪污染的程度不同,羊水污染分为 3 度:Ⅰ度浅绿色,Ⅱ度黄绿色、混浊,Ⅲ度稠厚、棕黄色。

四、治疗要点

(1)急性胎儿窘迫者,应积极寻找病因并及时纠正。如宫口开全,胎先露部已达坐骨棘平面以下 3cm 者,应尽快助产经阴道娩出胎儿;宫颈未完全扩张,胎儿窘迫情况不严重者,给予吸氧,嘱孕妇左侧卧位,观察 10 分钟,如胎心率变为正常,可继续观察。缩宫素所致宫缩过强造成胎心率减慢者,应立即停止使用缩宫素,继续观察。病情紧迫或经上述处理无效者,立即行剖宫产结束分娩。

(2)慢性胎儿窘迫者应根据孕周、胎儿成熟度和窘迫程度综合考虑,决定治疗方案。孕妇吸氧,左侧卧位,密切观察病情变化,如慢性胎儿窘迫无法缓解,用地塞米松促进胎儿肺成熟后终止妊娠。

五、护理问题

(1)有胎儿受损的危险　与子宫胎盘血流改变有关。

(2)焦虑　与担心胎儿健康有关。

(3)决策冲突　与为抢救胎儿需要手术及可能危害胎儿健康有关。

(4)预感性悲哀　与可能丧失胎儿有关。

六、护理措施

(1)一般护理。改善缺氧:急性胎儿窘迫者,嘱孕妇左侧卧位,停用缩宫素,间断吸氧,予孕妇面罩或鼻导管吸氧,氧流量 10L/min,每次 30 分钟,间隔 5 分钟。慢性胎儿窘迫者,予孕妇低流量吸氧,每次 30 分钟,每日 3 次。有条件者用胎儿电子监护仪监测。

(2)做好手术准备,备好新生儿抢救用物。

(3)心理护理。多陪伴孕妇,尽可能满足其生活需求,用通俗的语言与之沟通,将可能发生的意外告诉其家属。

(4)健康教育。向孕妇及家属介绍围产期保健知识。指导孕妇进行产前检查,高危者应增加产前检查次数,酌情提前住院。教会孕妇自我监护,自我计数胎动,及早发现胎儿窘迫,及时处理。

第二节　新生儿窒息

新生儿窒息是指胎儿娩出后 1 分钟,仅有心跳而无呼吸,或未建立规律呼吸的缺氧状态。新生儿窒息可引起新生儿缺氧、酸中毒,严重时可导致全身多脏器损害,是新生儿死亡及伤残的主要原因之一。

一、病因

(1)胎儿窘迫的延续。

(2)分娩过程中吸入羊水、黏液致呼吸道阻塞,造成气体交换受阻。

(3)缺氧、滞产、产钳术致颅内出血及脑部缺氧时间过长,呼吸中枢受到抑制或损害。

（4）妊娠晚期或分娩期过多使用了麻醉剂、镇静剂,抑制了呼吸中枢。

（5）早产、肺发育不良、呼吸道畸形等都影响气体交换。

二、临床表现

目前临床上多采用新生儿出生后 1 分钟、5 分钟的 Apgar 评分,来评价新生儿有无窒息及其窒息程度。

1. 轻度窒息

轻度窒息也称青紫窒息,Apgar 评分 4 ~ 7 分。表现为新生儿面部与全身皮肤呈青紫色;呼吸表浅或不规律;心跳规则且有力,心率减慢（80 ~ 120 次/分）;对外界刺激有反应;喉反射存在;肌张力好;四肢稍屈。如果抢救治疗不及时,可转为重度窒息。

2. 重度窒息

重度窒息也称苍白窒息,Apgar 评分 0 ~ 3 分。表现为新生儿皮肤苍白;口唇暗紫;无呼吸或仅有喘息样微弱呼吸;心跳不规则,心率 <80 次/分且弱;对外界刺激无反应;喉反射消失;肌张力松弛。如果抢救治疗不及时可致死亡。抢救成功后,应在新生儿出生后 5 分钟、10 分钟再次进行 Apgar 评分,了解新生儿的预后。

三、辅助检查

（1）羊膜镜检查:用羊膜镜监测羊水的性状。

（2）胎儿头皮血测 pH 值,行血气分析,以评估宫内缺氧的程度。

（3）出生后测定动脉血气、血糖、电解质、血尿素氮和肌酐等生化指标。

（4）头颅 CT 检查有无颅内出血及出血部位和范围。

四、治疗要点

以预防为主,一旦发生窒息,应及时复苏,动作迅速,准确轻柔。

（1）早期预测。估计胎儿娩出后有窒息危险者应做好复苏准备,如急救人员、药品、器械的准备。

（2）及时复苏。采用国际公认的 ABCDE 复苏方案。A（清理呼吸道）、B（建立呼吸）、C（改善循环）、D（药物治疗）、E（评价）。前 3 项最重要,其中 A 是根本,B 是关键,评估贯穿于复苏的全过程。应严格按照 A—B—C—D 步骤进行复苏。复苏评估的三大指标是呼吸、心率和血氧饱和度,并遵循评估—决策—措施的原则,如此循环往复,直到完成复苏。同时注意保暖及监护。

（3）复苏后监护与转运。复苏后仍需监测体温、呼吸、心率、血压、尿量、肤色及窒息引起的多器官损伤情况。如并发症严重,需转运到 NICU 治疗。转运过程中注意保暖,监测生命指标,给予必要的治疗。

五、护理问题

1. 新生儿

(1)气体交换受损　与呼吸道梗阻、肺透明膜形成有关。

(2)清理呼吸道无效　与呼吸道肌张力低下有关。

(3)有受伤的危险　与抢救操作、脑缺氧有关。

(4)体温过低　与早产、环境温度低和缺氧有关。

(5)有感染的危险　与介入性检查、治疗及吸入污染的羊水等有关。

2. 母亲

(1)预感性悲哀　与预感失去新生儿有关。

(2)恐惧　与新生儿的生命受到威胁有关。

六、护理措施

1. 复苏前准备

通知相关人员参与抢救,准备好抢救的物品及药品。

2. 快速评估

新生儿出生后应立即评估四项指标:①是足月吗? ②羊水清吗? ③有哭声或呼吸吗? ④肌张力好吗? 以上任何一项为"否",则进行初步复苏。

3. 初步复苏

初步复苏包括5个步骤。

(1)保暖　整个复苏过程宜在 32～34℃ 的环境下进行(如红外线辐射抢救台),新生儿出生后立即擦干体表的羊水及血迹,维持肛温 36.5～37℃。

(2)摆好体位　先摆好新生儿体位(即仰卧位),保持头部正中并略向后仰,肩部垫高 2～3cm,使口、咽、气管在一条直线上。

(3)清理呼吸道　胎头娩出后及时挤压口、鼻、咽部的黏液及羊水;胎儿娩出后继续进一步清理,手法清理有困难者选用吸痰管或气管插管吸取。动作轻柔,负压不能过大。

(4)擦干　用温暖干毛巾擦干新生儿身上的羊水及黏液。

(5)刺激　用手指轻弹新生儿足底,刺激呼吸。

(6)评估　看新生儿的呼吸、心率及皮肤颜色有无好转。

4. 建立呼吸

(1)气囊面罩正压人工呼吸　在呼吸道通畅的基础上进行人工呼吸,同时氧气吸入。一手用面罩扣住新生儿口鼻,另一手挤压气囊。按压气囊时间与放松气囊时间之比为 1:2,频率为 40～60 次/分。30 秒后评估新生儿心率,如果呼吸暂停或心率 <100 次/分,可继续给予正压人工呼吸。如有自主呼吸,心率 >100 次/分,但仍有发绀应给予吸氧。若持续发绀,给予正压人工呼吸。

（2）氧气吸入　①鼻导管给氧:流量＜2L/min,气泡5~10个/秒,避免气胸发生。②气管插管加压给氧:维持呼吸30次/分,压力不可过大,以防肺泡破裂,开始瞬间压力为15~22mmHg,逐渐减到11~15mmHg。待新生儿皮肤逐渐转红,建立自主呼吸后拔出气管内插管,给予一般吸氧。

5. 胸外心脏按压

如果充分人工呼吸30秒后,心率仍＜60次/分,在继续气管插管加正压人工呼吸的同时给予胸外按压,即用双手拇指并排或重叠按压新生儿胸骨体下1/3处,深度为胸廓前后径的1/3,下压的持续时间应稍短于放松的时间。胸外按压与正压人工呼吸要相配合,一个周期包括3次按压和1次人工呼吸,历时2秒,即人工呼吸频率为30次/分,胸外心脏按压频率为90次/分;每分钟达到120个动作,每个动作约0.5秒,2秒内完成3次胸外按压加1次正压通气。

6. 药物治疗

若充分正压人工呼吸和胸外按压30秒后,若心率仍＜60次/分,可给予1:10000肾上腺素0.1~0.3ml/kg,脐静脉注射或气管导管内滴入。复苏过程中一般不鼓励使用碳酸氢钠。经过积极处理仍存在严重的代谢性酸中毒者,可考虑使用5%碳酸氢钠纠正酸中毒。纳洛酮适用于产前4~6小时有注射麻醉药史产妇所产的有呼吸抑制的新生儿,0.1mg/kg脐静脉缓慢推入或肌注。

7. 评价

复苏过程中要随时评价患儿情况,以决定再抢救方法。

8. 复苏后护理

复苏成功是抢救生命的第一步,因缺氧造成的损害依然存在。因此,复苏后要加强护理,保证呼吸道通畅,密切监测呼吸、心率、体温、面色,预防感染,加强营养,做好重症记录。预防吸入性肺炎、颅内出血、缺氧缺血性脑病等并发症。

9. 母亲护理

做好产妇心理护理,刺激子宫收缩,预防产后出血,选择适宜的时间告之新生儿情况,抢救时避免大声喧哗,以免加重产妇思想负担。

10. 健康指导

（1）向产妇及家属解答病情,介绍有关新生儿窒息的疾病知识,指导产妇及家属观察新生儿的变化,如呼吸、心率、面色等,以及时发现异常情况。

（2）向重度窒息的患儿家长解释该病的病因、治疗、护理过程及预后,及早发现远期后遗症,及早治疗。

复 习 题

1. 新生儿窒息吸氧时,氧气流量应为(　　)

A. <1L/min
B. <2L/min
C. >2L/min

D. >5L/min
E. >10L/min

2. 导致慢性胎儿窘迫的主要原因是(　　)

A. 脐带受压
B. 胎盘功能不良
C. 孕妇休克

D. 妊娠晚期出血性疾病
E. 宫缩过强或持续时间过长

3. 关于无应激试验的叙述错误的是(　　)

A. 至少应连续记录 20 分钟

B. 胎动 >3 次/20 分钟

C. 正常胎动时,胎心率加速 >5 次/分

D. 正常胎动时,胎心率加速持续时间 >15 秒

E. 可作为 OCT 前的筛选试验

4. 下列属于新生儿重度窒息临床表现的是(　　)

A. 全身皮肤苍白,口周青紫

B. 心率常在 80～120 次/分

C. 呼吸表浅

D. Apgar 评分为 4 分

E. 对外界刺激有反应,喉反射存在

5. 胎儿窘迫的临床表现不包括(　　)

A. 宫缩时胎心率降至 112 次/分

B. 胎动 <10 次/12 小时

C. 胎儿头皮血 pH 值 <7.20

D. 频繁晚期减速

E. NST 无反应型

6. 判断胎儿宫内安危的最简便方法是(　　)

A. NST

B. OCT

C. 测定孕妇血清胎盘生乳素

D. 测定孕妇血清游离雌三醇

E. 胎动计数

7. 发现胎儿窘迫时,下列何项措施错误(　　)

A. 立即吸氧,左侧卧位

B. 碳酸氢钠静脉滴注

C. 寻找病因,及时纠正

D. 静脉注射 50% 葡萄糖,维生素 C

E. 静脉滴注缩宫素加速产程进展

8. 下列关于新生儿窒息复苏的程序,正确的是(　　)

A. 建立呼吸—清理呼吸道—药物治疗—维持正常循环—评价

B. 建立呼吸—清理呼吸道—维持正常循环—药物治疗—评价

C. 清理呼吸道—建立呼吸—维持正常循环—药物治疗—评价

D. 清理呼吸道—建立呼吸—药物治疗—维持正常循环—评价

E. 维持正常循环—清理呼吸道—建立呼吸—药物治疗—评价

9. 胎儿急性缺氧早期胎动特点为(　　)

A. 频繁　　　　　　　B. 减弱　　　　　　　C. 消失

D. 不变　　　　　　　E. 时多时少

10. 某新生儿,心率 92 次/分,无呼吸,四肢稍屈,无喉反射,面色青紫,Apgar 评分为
(　　)

A. 5 分　　　　　　　B. 4 分　　　　　　　C. 3 分

D. 2 分　　　　　　　E. 1 分

11. 王某,27 岁,初产妇,妊娠 40 周,规律宫缩 17 小时,已破膜,宫口开大 3cm,胎心率 116 次/分,胎心监护有多个晚期减速出现。此时正确处置是(　　)

A. 吸氧,严密观察产程进展

B. 急查尿雌激素/肌酐

C. 立即行剖宫产术

D. 静脉滴注缩宫素,加速产程进展

E. 25% 葡萄糖液内加维生素 C 静注

12. 王某,孕 37 周,临产,妊娠合并先天性心脏病,心功能Ⅱ级,产钳结束分娩。新生儿 Apgar 评分 3 分,经复苏后继续监护。对该新生儿复苏后的护理措施错误的是(　　)

A. 给予侧卧位

B. 及时哺乳,增强营养

C. 静脉输液维持营养

D. 继续给氧

E. 观察呼吸、心率、面色

13. 李某,27 岁,孕 36^{+2} 周,胎心监护时胎动 4 次/20 分钟,胎动时伴胎心率加速 >15 次/分,持续时间 >15 秒,应诊断为(　　)

A. CST 阳性　　　　　B. CST 阴性　　　　　C. NST 反应型

D. NST 无反应型　　　E. OCT 阳性

14. 王某,初产妇,孕 40^{+1} 周,羊膜已破,羊水呈淡绿色,稍黏稠。产科检查:LOA,胎

心率 162 次／分,宫口开全,先露 S^{+4}。此时的处理正确的是(　　)

 A. 静脉滴注缩宫素   B. 剖宫产   C. 产钳助产

 D. 等待自然分娩   E. 头皮牵引

15. 王某,24 岁,妊娠 41^{+5} 周,胎动减少 1 天。产科检查:LOA,先露已衔接,胎心率 143 次／分,测尿雌三醇 8.5mg/24h。本例患者应考虑为(　　)

 A. 脐带受压   B. 胎头受压   C. 过期妊娠

 D. 胎儿先天畸形   E. 胎盘功能减退

(16 ~ 19 题共用题干)

李某,24 岁,初产妇,妊娠 43 周,自觉胎动减少 2 天。血压 110/70mmHg,LOA,无头盆不称。

16. 胎心监测发现胎心率有减速出现,减速与宫缩关系不恒定,一旦减速,胎心率下降幅度为 80 次／分,持续时间长短不一,但能很快恢复。此胎心监护图形提示(　　)

 A. 正常变异频率   B. 正常变异幅度   C. 早期减速

 D. 变异减速   E. 晚期减速

17. 分析胎心监护图,原因是(　　)

 A. 宫缩时胎头受压,兴奋迷走神经

 B. 宫缩时脐带受压,兴奋迷走神经

 C. 胎盘功能不良

 D. 胎儿缺氧兴奋交感神经

 E. 宫缩时胎头受压,脑血流一过性减少

18. 为了解该患者胎盘功能,可行下列何项检查(　　)

 A. 测孕妇尿液雌激素／肌酐

 B. 测羊水胆红素类物质值

 C. 测羊水磷脂酰胆碱／鞘磷脂

 D. 测羊水肌酐值

 E. 测羊水脂肪细胞百分率

19. 经上述检查确诊为胎盘功能减退,恰当的处理是(　　)

 A. 静滴缩宫素使其经阴道分娩

 B. 左侧卧位,吸氧,等待自然分娩

 C. 剖宫产术结束分娩

 D. 刺激乳头诱发宫缩

 E. 静滴维生素 C,吸氧,等待自然分娩

第七章　妊娠合并症妇女的护理

第一节　心　脏　病

妊娠合并心脏病是围产期严重的合并症。妊娠期、分娩期及产褥期心脏负担及血流动力学有很大变化,对于患有心脏病的孕、产妇,因心脏负担的加重很容易诱发心力衰竭。妊娠合并心脏病在我国孕、产妇死因顺位中居第二位,其致死的主要原因为心力衰竭和感染。常见的妊娠合并心脏病有先天性心脏病、风湿性心脏病、妊娠期高血压疾病性心脏病、围产期心肌病、贫血性心脏病及心肌炎等。

一、心脏病与妊娠期、分娩期、产褥期的相互影响

（一）妊娠期

（1）妊娠 6 周血容量开始增加,妊娠 32～34 周血容量达高峰,心排血量增加,心率加快。

（2）子宫增大,膈肌上抬使心脏向左前方移位,大血管轻度扭曲,心脏负担加重。

（二）分娩期

第一产程:子宫收缩使回心血量增加,心排血量增加 20%。

第二产程:除子宫收缩外,腹肌和骨骼肌收缩,外周阻力增大;产妇屏气增加肺循环压力和腹压,回心血量增加,使心脏负担加重。

第三产程:胎儿娩出后腹压下降,血液涌入内脏,回心血量骤减;胎盘循环停止,回心血量增加,血流动力学急剧变化易诱发心力衰竭。

（三）产褥期

产后 3 天内,子宫收缩与缩复使大量血液进入体循环,同时孕期组织间潴留的大量水分于短期内回到体循环中,使血容量再度增加,容易发生心力衰竭。

因此,妊娠 32～34 周、分娩期和产后前 3 天是心脏病孕、产妇最危险的时期。

二、心脏病与妊娠的关系

心脏病不影响患者受孕,但妊娠后易发生心力衰竭。流产、早产、死胎、胎儿生长受限、胎儿窘迫及新生儿窒息等发生率增高。围产儿的死亡率是正常妊娠的 2 ~ 3 倍。某些治疗心脏病的药物对胎儿存在潜在的毒性反应。

三、早期心力衰竭的临床表现

(1)轻微活动后即有胸闷、心悸、气短。
(2)休息时心率超过 110 次/分,呼吸超过 20 次/分。
(3)夜间常因胸闷而需坐起,或需到窗口呼吸新鲜空气。
(4)肺底部出现少量持续性湿啰音,咳嗽后不消失。

四、心功能分级

依据患者生活能力状况,将心功能分为四级。
Ⅰ级:一般体力活动不受限制。
Ⅱ级:一般体力活动稍受限制,休息时无自觉症状。
Ⅲ级:一般体力活动明显受限制,轻微活动即感心慌、气短等不适,休息时无症状,或既往有心力衰竭史。
Ⅳ级:不能进行任何体力活动,休息时仍出现心衰症状,体力活动后加重。

五、治疗要点

1. 非孕期

根据心脏病类型、病情程度、心功能状态,确定是否可以妊娠。不宜妊娠者,应采取适宜的措施避孕。

2. 妊娠期

(1)决定能否继续妊娠:凡不宜妊娠者,在孕 12 周以前行人工流产术。若妊娠 > 12 周者,积极治疗心衰至妊娠末期。

(2)严密监护:定期产前检查,正确评估母体和胎儿宫内情况,积极防治各种引起心衰的诱因。动态观察心脏功能,适时终止妊娠。

3. 分娩期

①心功能 Ⅰ ~ Ⅱ级、胎儿不大、胎位正常、宫颈条件良好者,可在严密监护下经阴道分娩。②心功能 Ⅲ ~ Ⅳ级、胎儿偏大、宫颈条件不佳、合并其他并发症者,剖宫产终止妊娠。

4. 产褥期

产妇产后 3 天,尤其是产后 24 小时内应充分休息并严密监护。应用广谱抗生素预防感染至产后 1 周。心功能Ⅲ级或以上者不宜哺乳。不宜再妊娠者,产后 1 周行绝育手术。

六、护理问题

(1)活动无耐力　与心功能差、心脏负荷加重有关。

(2)自理能力缺陷　与活动受限及缺氧有关。

(3)潜在并发症:心力衰竭、感染等。

(4)焦虑　与担心自己无法承担妊娠、分娩的巨大压力有关。

(5)母乳喂养中断　与心功能不良、不能耐受母乳喂养有关。

(6)知识缺乏　缺乏有关妊娠合并心脏病的自我护理、保健知识。

七、护理措施

1. 一般护理

(1)保证休息(至少 10h/d),且午休 2 小时,宜采取左侧卧位或半卧位。

(2)进食高热量、高维生素、低盐、低脂、富含微量元素的饮食,少量多餐。整个孕期孕妇体重增加不应超过 10kg。妊娠 4 个月起食盐量为 4~5g/d。

(3)避免劳累、情绪激动、感染、便秘等,以免诱发心力衰竭。

2. 妊娠期护理

加强孕期保健,定期产前检查,孕 20 周前每 2 周检查 1 次,孕 20 周后每周检查 1 次。重点评估心脏功能及胎儿宫内情况;心功能≥Ⅲ级,有心衰者,应立即住院治疗;心功能Ⅰ~Ⅱ级者,妊娠 36~38 周住院待产。

3. 分娩期护理

第一产程:测血压、脉搏、呼吸、心率每 15 分钟 1 次,测胎心每 30 分钟 1 次。遵医嘱给予氧气吸入;临产后使用抗生素至产后 1 周,防止感染;严密观察产程进展,注意补充能量,防止心力衰竭的发生。

第二产程:避免产妇屏气用力,行产钳术或胎头吸引术缩短产程,减少产妇体力消耗。做好新生儿的抢救准备工作。

第三产程:胎儿娩出后,腹部放置沙袋加压 24 小时,以防腹压骤降诱发心衰。为预防产后出血,可静脉或肌注缩宫素 10~20U,但禁用麦角新碱。遵医嘱输血、输液时,注意输血、输液速度。

4. 产褥期护理

产后 72 小时严密监测生命体征,防止心衰的发生;心功能Ⅲ级及以上者不宜哺乳,应及时回乳;心功能Ⅰ~Ⅱ级的产妇可哺乳,但应避免过劳。

5. 心理护理

指导患者及家属掌握妊娠合并心脏病的相关知识,减轻患者及家属的焦虑情绪,以安全度过妊娠期。分娩中给予生理及情感上的支持和帮助,尽量解除患者的思想顾虑和紧张情绪。

6. 健康教育

孕前评估患者是否适合妊娠。心脏病变轻,心功能Ⅰ～Ⅱ级,既往无心衰史,亦无其他并发症者可以妊娠;心脏病变较重,心功能Ⅲ～Ⅳ级,既往有心衰史,有肺动脉高压、严重心律失常等并发症者不宜妊娠,指导患者采取有效避孕措施。

第二节　糖　尿　病

糖尿病是一组以慢性血糖水平增高为特征的代谢性疾病。由于胰岛素分泌绝对和(或)相对不足,引起的以糖代谢紊乱为主要特征的内分泌代谢障碍,久病可引起眼、肾、神经、血管、心脏等多系统慢性进行性损害。妊娠合并糖尿病包括两种情况,即妊娠前已有糖尿病和妊娠后才发生或首次发现的糖尿病。后者又称为妊娠期糖尿病(GDM)。糖尿病孕妇80%以上为妊娠期糖尿病。

一、糖尿病与妊娠期、分娩期、产褥期的相互影响

(一)妊娠期、分娩期、产褥期对糖尿病的影响

1. 妊娠期

妊娠使隐性糖尿病显性化,既往无糖尿病的孕妇发生妊娠期糖尿病;使原有糖尿病的孕妇病情加重。孕早期空腹血糖较低,应用胰岛素治疗的孕妇如未及时调整胰岛素用量,部分孕妇会出现低血糖。随妊娠进展,抗胰岛素物质增加,胰岛素用量需要不断增加。

2. 分娩期

分娩过程中产妇体力消耗较大,同时进食减少,若不及时减少胰岛素用量,容易发生低血糖和酮症酸中毒。

3. 产褥期

胎盘排出,全身内分泌激素逐渐恢复到非妊娠时水平,机体对胰岛素的需要量相应减少,若不及时调整胰岛素的用量,极易发生低血糖。

(二)糖尿病对妊娠的影响

1. 对孕妇的影响

(1)受孕率降低　糖尿病妇女代谢紊乱,卵巢功能障碍,其不孕症的发生率约为2%。

(2)流产率增高　高血糖可使胚胎发育异常,甚至死亡,糖尿病孕妇流产率达15%～30%。

(3)妊娠期高血压疾病发生率增加　糖尿病导致广泛血管病变,使小血管内皮细胞增厚,管腔狭窄,组织供血不足。因此,糖尿病孕妇妊娠期高血压疾病发生率为正常孕妇

的 2～4 倍,当并发肾脏疾病时,其发生率高达 50% 以上。

(4)感染率增加 糖尿病患者的白细胞有多种功能缺陷,其趋化性、吞噬作用、杀菌作用明显下降。糖尿病孕妇以泌尿系统感染最为常见,严重时可发展为败血症。

(5)羊水过多发生率高 糖尿病孕妇羊水过多发生率较非糖尿病孕妇高 10 倍以上。这可能与胎儿高血糖引起高渗性利尿,导致胎儿尿液排出增多有关。羊水过多易发生胎膜早破、脐带脱垂和早产。

2. 对胎儿、新生儿的影响

胎儿畸形、巨大儿、胎儿生长受限、新生儿低血糖、新生儿低血钙、新生儿高胆红素血症、新生儿呼吸窘迫综合征、早产儿发生率增多,围产儿死亡率增高。

二、临床表现

1. 病史

具有糖尿病的高危因素,包括糖尿病家族史、年龄≥35 岁、肥胖、巨大儿分娩史、无原因反复流产史、死胎史、死产史、足月新生儿呼吸窘迫综合征分娩史、胎儿畸形史。

2. 身体状况

妊娠期有"三多"症状,即多饮、多食、多尿;反复发作的外阴阴道假丝酵母菌感染;孕妇体重 >90kg,本次妊娠并发羊水过多或巨大胎儿。

3. 心理社会状况

当孕妇得知患有糖尿病时,担心疾病对母体和胎儿产生影响;又因缺乏对疾病知识的了解,常有焦虑、恐惧心理。

三、辅助检查

(1)尿糖测定 尿糖阳性者应除外妊娠期生理性糖尿,需做空腹血糖及糖耐量试验确诊。

(2)糖尿病合并妊娠 孕妇首次产前检查空腹血糖≥7.0mmol/L,糖化血红蛋白≥6.5%。

(3)葡萄糖耐量试验(OGTT) 禁食至少 8 小时,口服葡萄糖 75g,测空腹及服糖后 1 小时、2 小时的血糖,其正常上限值依次为 5.1mmol/L、10.0mmol/L、8.5mmol/L,其中有一项达到或超过正常值,即可诊断为妊娠期糖尿病。

(4)并发症的检查 包括眼底检查、24 小时尿蛋白定量测定、尿酮体测定及肝、肾功能检查等。

(5)胎儿监护 通过产科检查、B 超检查、羊水检查及胎儿电子监护等了解胎儿发育情况及胎儿成熟度,注意有无巨大儿、胎儿生长受限、胎儿畸形等。

四、治疗要点

1. 不宜妊娠者

糖尿病妇女于妊娠前如已有严重的心血管疾病、肾功能减退或眼底有增生性视网膜炎不宜妊娠,应避孕,如已妊娠应及早终止。

2. 妊娠期

器质性病变较轻、血糖控制较好者,在严密监护下可以继续妊娠,同时在内科医师协助下,确保妊娠期及分娩期血糖值在正常范围。

(1)饮食控制　能量以 125kJ/(kg·d)[30kcal/(kg·d)]计算,并补充维生素、钙及铁剂,适当限制食盐摄入。控制餐后 2 小时血糖值在 6.7mmol/L 以下,而孕妇亦无饥饿感。

(2)药物治疗　对饮食治疗不能控制的糖尿病孕妇,胰岛素是主要的治疗药物。胰岛素剂量应根据血糖水平调节。忌用磺脲类及双胍类降糖药,此类药物可通过胎盘引起胎儿胰岛素分泌过多,导致胎儿低血糖死亡或畸形。

3. 分娩期

(1)分娩时间的选择　加强母儿监护、控制血糖的同时,等待胎儿成熟。根据胎儿大小、胎龄、胎儿肺成熟度、胎盘功能等综合考虑终止妊娠的时间。若血糖控制良好,孕晚期无合并症,胎儿宫内状态良好,一般至妊娠38～39周终止妊娠。

(2)分娩方式的选择　巨大胎儿、胎盘功能不良、糖尿病病情严重、胎位异常或有其他产科指征者,应行剖宫产结束分娩。经阴道分娩者应监测其血糖、尿糖和尿酮体。严密监测宫缩、胎心变化。若有胎儿宫内窘迫或产程进展缓慢,应行剖宫产结束分娩。

4. 产褥期

产后由于抗胰岛素激素迅速下降,分娩当日及分娩后,胰岛素的用量要减少,以防发生低血糖。新生儿出生时取脐血检测血糖。新生儿无论体重大小均按早产儿处理。

五、护理问题

(1)营养失调:低于或高于机体需要量　与血糖代谢异常有关。

(2)知识缺乏　缺乏糖尿病饮食控制及胰岛素使用的相关知识。

(3)有感染的危险　与糖尿病患者白细胞功能缺陷有关。

(4)有胎儿受伤的危险　与巨大儿、早产、难产、手术产等有关。

(5)焦虑　与担心身体状况、胎儿预后有关。

六、护理措施

1. 严格控制血糖,纠正营养失调

(1)控制饮食:糖尿病孕妇饮食控制非常重要,部分孕妇仅用饮食控制即可维持血糖

在正常范围。孕期保证摄入足够的热量和蛋白质,以满足胎儿的发育需要并避免发生酮症酸中毒。孕早期需要热量与孕前相同,孕中期以后每周热量增加3%~8%。

（2）坚持适当运动:适当的运动可提高胰岛素的敏感性,降低血糖,控制体重。整个妊娠期体重增加控制在10~12kg较为理想。

2. 合理用药

为避免低血糖、酮症酸中毒的发生,需正确使用胰岛素。胰岛素用量个体差异较大,尚无统一标准可供参考。一般从小剂量开始,并根据病情、孕期进展及血糖值加以调整,力求控制血糖在正常水平。

3. 孕期监护,防止围产儿受伤

早孕反应可能给血糖控制带来困难,应密切监测血糖变化,及时调整胰岛素的用量,以防低血糖发生。妊娠10周之前每周检查血糖1次;妊娠中期每2周检查血糖1次,B超监测胎儿发育情况、有无胎儿畸形等;妊娠32周以后每周检查血糖1次,注意监测血压、水肿、尿蛋白、胎儿发育、胎盘功能等,必要时住院待产。对有可能提前终止妊娠者应评价胎儿肺成熟程度。

4. 分娩期监护

严格控制血糖水平十分重要。临产后仍采用糖尿病饮食,阴道分娩或剖宫产时停止皮下注射正规胰岛素,改为小剂量持续静脉滴注,每3~4小时测血糖1次,尽量使产妇血糖控制在7~10mmol/L。鼓励产妇左侧卧位,以改善胎盘血供。产程＜12小时,或＞16小时易发生酮症酸中毒。

5. 产褥期监护

产后体内抗胰岛素物质迅速减少,大部分GDM患者在分娩后不再使用胰岛素。少数仍需要胰岛素治疗者,用量要逐渐减少至分娩前的1/3~1/2,并根据空腹血糖值调整用量。如产后6~12周做OGTT检查血糖仍然异常者,可能为产前漏诊的糖尿病患者。

6. 新生儿护理

新生儿出生时留脐血进行血糖、胰岛素、胆红素、血细胞比容、血红蛋白、钙、磷、镁的测定。新生儿按高危儿护理,注意保暖和吸氧,重点预防新生儿低血糖,新生儿娩出后30分钟开始定时滴服25%葡萄糖液。

7. 心理护理

医护人员的态度要和蔼,多与患者及家属交流,鼓励其说出自己的担心和焦虑。如妊娠失败、胎儿死亡或产下畸形儿等,患者自尊心会受到打击,医护人员应表示理解与同情,协助纠正错误观点,激发孕、产妇的自尊心;根据患者的接受能力,将病情的一些信息告知患者,调动患者主动参与治疗的积极性。

8. 饮食指导

热量以150kJ/（kg·d）[36kcal/（kg·d）]为宜,其中碳水化合物占40%~50%,蛋白质占20%~30%,脂肪占30%~40%。热量分配于三餐及三点:早餐、早点占1/5,午餐、午点占2/5,晚餐、晚点占2/5,或各占1/3,或按四餐1/7、2/7、2/7、2/7分配。控制餐后1

小时血糖＜8mmol/L。坚持每日补充钙剂 1～1.2g、叶酸 5mg、铁剂 15mg 及维生素。多食绿叶蔬菜、豆类、粗谷物、低糖水果等,并坚持低盐饮食。

第三节　病毒性肝炎

妊娠合并急性病毒性肝炎严重威胁孕、产妇的生命安全。病原体包括甲型(HAV)、乙型(HBV)、丙型(HCV)、丁型(HDV)、戊型(HEV)、庚型(HGV)及输血传播型(TTV)肝炎病毒 7 个类型。妊娠期以乙型肝炎病毒感染最常见。

一、病毒性肝炎与妊娠的相互影响

(一)妊娠对病毒性肝炎的影响

妊娠本身并不增加孕妇对肝炎病毒的易感性,而妊娠期母体某些生理变化增加了肝脏负担。为了满足母儿的需要,孕妇代谢增加,肝内糖原储备降低;妊娠期产生大量的激素,需在肝内进一步代谢灭活,使肝脏负担增加,从而使其易感染肝炎病毒,患病后也易使病情加重;尤其是妊娠晚期合并妊娠期高血压疾病时,可发生急性重型肝炎,危及母儿的生命。

(二)病毒性肝炎对母儿的影响

1. 对母体的影响

早孕反应加重;易并发妊娠期高血压疾病;易发生产后出血;若为重型肝炎,常并发弥散性血管内凝血(DIC),直接威胁母儿的生命。

2. 对胎儿、新生儿的影响

妊娠早期罹患肝炎,胎儿畸形发生率升高 2 倍;妊娠期肝炎病毒感染胚胎、胎儿,可引起流产、早产、死胎、死产及新生儿死亡。

3. 肝炎病毒的传播

(1)甲型肝炎病毒(HAV)　经粪－口途径传播。HAV 不能通过胎盘感染胎儿,妊娠期妇女患病不必终止妊娠,但在分娩过程中接触母血或受粪便污染可使新生儿感染。

(2)乙型肝炎病毒(HBV)　由于胎盘屏障受损或通透性增加,使病毒进入胎儿体内而造成宫内感染;分娩过程中胎儿吞咽含有 HBsAg 的母血、羊水、阴道分泌物而感染;产后新生儿接触母乳及母亲唾液而感染 HBV。

(3)丙型肝炎病毒(HCV)　晚期妊娠患丙型肝炎的孕妇约 2/3 发生母婴传播,受感染者 1/3 将发展为慢性肝炎。

(4)丁型肝炎病毒(HDV)　HDV 是一种缺陷性 RNA 病毒,必须在 HBV 感染的基础上重叠感染引起肝炎,传播途径与 HBV 相同,经体液、注射途径传播;相对于 HBV,母婴传播较少见。

（5）戊型肝炎病毒（HEV）　目前已有 HEV 在母婴间传播的报道,传播途径及临床表现与甲型肝炎病毒相似,易急性发作,且多为重症,抗原检测较难,抗体出现较晚。

二、临床表现

1. 病史
有与病毒性肝炎患者的密切接触史,或输血、注射血制品等有关病史。

2. 身体状况
可有食欲减退、恶心、呕吐、腹胀、肝区痛、乏力、畏寒、发热,部分患者小便为深黄色;皮肤、巩膜黄染;肝大,肝区有叩击痛。

3. 心理社会状况
孕妇担心胎儿安危,会产生焦虑、矛盾及自卑心理。

三、辅助检查

1. 肝功能检查
血清谷丙转氨酶（ALT）增高,大于正常值 10 倍以上,持续时间长,血清胆红素 > 17μmol/L,尿胆红素阳性对诊断有意义。

2. 血清病原学检测及意义
（1）甲型病毒性肝炎急性期抗 HAV – IgM 阳性。
（2）乙型病毒性肝炎病原学检测见表 7 – 1。

表 7 – 1　乙型病毒性肝炎病原学检测及临床意义

项目	临床意义
HBsAg	HBV 感染的标志,见于慢性肝炎或病毒携带者
HBsAb	曾经感染过 HBV,已具有免疫力
HBeAg	HBV 活动性复制,传染性强
HBeAb	血清中病毒减少或消失,传染性降低
HBcAb – IgM	HBV 在体内复制,肝炎急性期
HBcAb – IgG	见于肝炎恢复期或慢性肝炎

四、治疗要点

1. 妊娠期
孕期病毒性肝炎处理与非孕期相同。注意休息,给予高维生素、高蛋白、足量糖类、低脂肪饮食;积极采用中西医结合方案,进行保肝治疗;避免使用对肝脏有损害的药物。慢性活动性肝炎,其妊娠后对母儿威胁大,可在治疗后行人工流产。妊娠中晚期,要加强胎儿监护,尽量避免终止妊娠,经治疗病情仍继续进展者,可考虑终止妊娠。

2. 分娩期

分娩前数日肌内注射维生素K_1,预防产后出血,同时配血备用。产程中要防止滞产和产道损伤,宫口开全后宜行阴道手术助产,以缩短第二产程,减少产妇体力消耗;对重型肝炎患者经积极控制24小时后迅速终止妊娠,分娩方式以剖宫产为宜,以减轻肝脏负担;胎肩娩出后立即静注缩宫素以减少产后出血;新生儿娩出后注意隔离和特殊处理。

3. 产褥期

加强新生儿护理;应用对肝损害较少的广谱抗生素控制感染;严密观察病情及肝功能变化,继续进行保肝治疗,以防演变为慢性肝炎。乙型肝炎患者,母血HBsAg、HBeAg、HBcAb三项阳性或后两项阳性者不宜哺乳,乳汁HBV-DNA阳性者不宜哺乳;回奶时不能应用对肝有损害的雌激素,可口服生麦芽或芒硝外敷乳房。

五、护理问题

(1)潜在并发症:肝性脑病、产后出血、产褥感染等。

(2)营养缺乏 与食欲不振、恶心、呕吐有关。

(3)有新生儿感染的危险 与分娩过程的产伤,接触母体血液、分泌物及乳汁有关。

(4)知识缺乏 缺乏有关病毒性肝炎的知识。

(5)母乳喂养中断 与保护性隔离有关。

(6)焦虑 与担心自身疾病预后、分娩过程是否顺利、胎儿是否被感染等有关。

六、护理措施

1. 注意休息,加强营养

保证睡眠(9h/d),适当午睡,避免重体力劳动;注意个人卫生与饮食卫生,增强对肝炎病毒的抵抗力;给予高维生素、高蛋白质、高糖、低脂肪饮食。

2. 防止交叉感染

肝炎孕妇的检查及分娩宜在专设的诊室和隔离产房,所用器械、物品单独使用,用后及时用过氧乙酸消毒;向孕妇及家属讲解肝炎对母婴的影响和消毒隔离的重要性,争取患者和家属的理解与配合;注意食具、内衣、排泄物的消毒处理。

3. 阻断母婴传播

HBsAg携带者于妊娠28周起每4周肌内注射乙型肝炎免疫球蛋白HBIG(200U)1次直到分娩;分娩期严格执行隔离制度,防止产程延长、软产道损伤、羊水吸入及新生儿产伤;胎儿娩出后,留脐血做血清病原学检查;新生儿隔离观察4周。

4. 积极防治并发症

预防妊娠期高血压疾病和贫血等并发症。遵医嘱应用保肝药物和肠道抑菌药,保持大便通畅,严密观察有无性格改变、行为异常、扑翼震颤等肝性脑病的前驱症状。严密观察阴道出血量、子宫收缩及生命体征的变化,防止产后出血。

5. 新生儿免疫接种

(1)被动免疫 新生儿出生后立刻注射 HBIG 0.5ml,出生后 1 个月、3 个月再分别注射 HBIG 0.16ml/kg。特别是乙型肝炎母亲所分娩的婴儿,被动免疫可以减少或阻止 HBV 进入肝脏。

(2)主动免疫 新生儿出生后 24 小时内注射乙型肝炎疫苗 30μg,出生后 1 个月、6 个月再分别注射 10μg。新生儿的免疫应答反应良好,体内产生 HBsAb,可有效保护肝脏不受 HBV 感染。

(3)联合免疫 联合免疫获得免疫率高。新生儿出生后 6 小时内和 1 个月时各注射 1ml HBIG,乙型肝炎疫苗仍按上述方法进行注射。

6. 心理护理

(1)消除产妇紧张、恐惧心理 将产妇安置在隔离待产室和产房,提供安静、舒适的待产环境,满足其生活需要,关心、安慰、鼓励产妇及家属。

(2)消除自卑心理 向产妇及家属讲解肝炎患者消毒隔离的重要性,争取产妇及家属的理解与配合,帮助产妇消除自卑心理。

(3)调动产妇的积极性 及时将医护计划告知产妇,增加产妇对分娩的自信心,调动产妇的积极性。

7. 指导避孕

病毒性肝炎妇女必须选择适宜的避孕措施,以免再度怀孕影响机体康复。待肝炎痊愈后至少半年,最好 2 年后再怀孕。

第四节 贫 血

贫血是妊娠期最常见的合并症。妊娠期血容量增加,且血浆增加多于红细胞的增加,血液呈稀释状态,又称为"生理性贫血"。贫血在妊娠各期对母儿均可造成一定危害。妊娠合并贫血的发生率为 10% ~ 20%。其中以缺铁性贫血最为常见,占妊娠期贫血的95%,亦有巨幼细胞贫血和再生障碍性贫血等。

妊娠期贫血分为 4 度。轻度:血红蛋白 100 ~ 109g/L;中度:血红蛋白 70 ~ 99g/L;重度:血红蛋白 40 ~ 69g/L;极重度:血红蛋白 <40g/L。

一、贫血对妊娠的影响

1. 对孕妇的影响

贫血孕妇的抵抗力低下,对分娩、手术和麻醉的耐受力降低,即使是轻、中度贫血,孕妇在妊娠和分娩期间的风险也会增加。例如,重度贫血可因心肌缺氧导致贫血性心脏病;胎盘缺氧易发生妊娠期高血压疾病和胎盘早剥;严重贫血对失血耐受性降低,易发生失血性休克;贫血降低产妇抵抗力,易并发产褥感染。

2. 对胎儿的影响

铁通过胎盘由母体运至胎儿是单向运输。一般情况下,胎儿缺铁程度较轻。但当孕妇严重贫血时,胎盘的供氧和营养物质不能满足胎儿生长所需,容易造成胎儿生长受限、胎儿窘迫、早产或死胎。

二、病因

1. 妊娠期缺铁性贫血

①妊娠期血容量增加、胎儿生长发育等对铁的需要量大大增加。②每日饮食中获得铁元素不足或吸收不良。

2. 巨幼细胞贫血

由于叶酸和(或)维生素 B_{12} 缺乏造成细胞体积大而寿命短。人体维生素 B_{12} 需要量较少,贮存量较多,因而妊娠期巨幼细胞贫血95%是缺乏叶酸。引起叶酸和(或)维生素 B_{12} 缺乏的原因如下。

(1)来源缺乏或吸收不良:叶酸和维生素 B_{12} 存在于植物或动物性食物中,绿叶蔬菜、豆类及动物蛋白质摄入不足的孕妇可引起叶酸和维生素 B_{12} 缺乏;不当的烹调方法也可以损伤叶酸;孕妇若患有慢性消化道疾病可影响叶酸吸收,加重了叶酸和维生素 B_{12} 缺乏。

(2)妊娠期叶酸需要量增加。

(3)叶酸排泄增多。

三、临床表现

1. 缺铁性贫血

轻者无明显症状;重者有乏力、头晕、耳鸣、心悸、气短、食欲不振、腹胀、腹泻等。检查见皮肤黏膜苍白、毛发干燥、脱发、指甲脆薄,出现口角炎、舌炎等。

2. 巨幼细胞贫血

巨幼细胞贫血多发生于妊娠中、晚期,起病较急,贫血多为中、重度。患者常感乏力、头晕、心悸、气短;有消化不良、呕吐、腹泻等消化系统症状;缺乏维生素 B_{12} 者可出现周围神经炎导致的肢端麻木、针刺、冰冷等感觉异常及行走困难等。检查见贫血貌、皮肤黏膜苍白、舌炎、舌乳头萎缩、水肿、脾大、表情淡漠等。

四、辅助检查

1. 缺铁性贫血

外周血涂片示小细胞低血红蛋白性贫血。血红蛋白 $<110g/L$,红细胞 $<3.5\times10^{12}/L$,血细胞比容 <0.33,红细胞平均体积(MCV) $<80fl$,红细胞平均血红蛋白浓度(MCHC)

<32%;血清铁<6.5μmol/L;骨髓中以中、晚幼红细胞增生为主,骨髓铁染色可见细胞内外铁均减少,尤以红细胞外铁减少明显。

2. 巨幼细胞贫血

外周血象为大细胞性贫血,血细胞比容降低,红细胞平均体积(MCV)>100fl,大卵圆形红细胞增多,中性粒细胞分叶过多,粒细胞体积增大,核肿胀,网织红细胞减少,血小板减少;血清叶酸<6.8nmol/L,血清维生素 B_{12} <74pmol/L;骨髓中有不同成熟期的巨幼细胞系列,占骨髓细胞总数的30%~50%,核染色质疏松,见核分裂象。

五、治疗要点

(一)缺铁性贫血

1. 补充铁剂

以口服为主。血红蛋白>70g/L者,口服硫酸亚铁,同时服用维生素 C 以促进铁的吸收,或选用10%的枸橼酸铁铵。若缺铁严重或胃肠道反应不能口服铁剂者,选用右旋糖酐铁或山梨醇铁做深部肌内注射。

2. 输血

血红蛋白<70g/L、接近预产期或短期内需行剖宫产者,可少量多次输血以迅速纠正贫血,有条件者输浓缩红细胞。

3. 产时及产后处理

①中度及重度贫血产妇临产后应配血备用。②酌情给予维生素 K_1、卡巴克洛(安络血)及维生素 C 等。③严密监测产程,防止产程延长,如产妇疲劳可行阴道助产以缩短第二产程。④预防产后出血,当胎儿前肩娩出后肌注缩宫素 10U 或麦角新碱 0.2mg。若产后出血量多,及时输血。⑤接产过程中应严格执行无菌操作,产时、产后应用广谱抗生素预防感染。

(二)巨幼细胞贫血

1. 补充叶酸

对有高危因素的孕妇,从妊娠 3 个月起,每日口服叶酸,连续服用 8~12 周。确诊为巨幼细胞贫血的孕妇,坚持每日口服叶酸,直至症状消失、贫血纠正。若治疗效果不显著,应检查有无缺铁,可同时补充铁剂。

2. 补充维生素 B_{12}

有神经系统症状者,每日肌内注射维生素 B_{12},连续 2 周后改为每周 2 次,直至血红蛋白恢复正常。

3. 产时及产后处理

分娩时避免产程延长,预防产后出血及感染。

六、护理问题

（1）活动无耐力　与贫血导致的疲倦有关。

（2）有母儿受伤的危险　与贫血导致的头晕、胎儿发育迟缓、早产、死胎等有关。

（3）有感染的危险　与贫血导致机体抵抗力低下有关。

（4）便秘　与服用铁剂有关。

（5）知识缺乏　缺乏妊娠合并贫血的相关知识。

七、护理措施

1. 一般护理

增加铁、蛋白质、维生素 C 的摄入。

2. 病情观察

注意观察重度贫血者的心率、呼吸、血压及体重，警惕贫血性心脏病的发生。定期复查血常规，评估宫内胎儿发育状况。

3. 用药护理

补充铁剂，首选口服，如硫酸亚铁 0.3 g，3 次/天，餐后或两餐之间服用，同时服用维生素 C 或用水果汁送服以促进铁的吸收。由于铁与肠内硫化氢作用形成黑色便，应予以解释。妊娠晚期重度贫血或口服铁剂胃肠道反应重者，可用右旋糖酐铁、山梨醇铁肌内注射。

4. 分娩期护理

临产前给予维生素 K_1、安络血、维生素 C 等药物，配血备用，酌情应用阴道助产缩短第二产程，胎儿前肩娩出时肌注或静注缩宫素减少产后出血。

5. 产褥期护理

补铁纠正贫血，应用抗生素预防感染。重度贫血者不宜哺乳，口服生麦芽冲剂或芒硝外敷乳房回乳。

6. 心理护理

讲解妊娠合并贫血的相关知识，减轻产妇焦虑，提供家庭支持。

7. 健康教育

积极治疗慢性失血性疾病，加强孕期营养，鼓励进食猪肝、鸡血、豆类等含铁丰富的食物，纠正偏食、挑食等不良习惯。妊娠 4 个月起补充铁剂，每天口服硫酸亚铁 0.3 g，预防缺铁性贫血。

复　习　题

1. 妊娠合并心脏病的孕妇最易发生心力衰竭的时间是（　　　）

A. 妊娠 12~14 周　　　　B. 妊娠 18~20 周　　　　C. 妊娠 24~28 周

D. 妊娠 32~34 周　　　　E. 妊娠 36~38 周

2. 乙型病毒性肝炎不通过下列何种途径造成母婴传播（　　）

A. 宫内传播

B. 胎儿通过产道接触母体血液、羊水

C. 母乳喂养

D. 密切生活接触

E. 粪－口途径

3. 妊娠合并贫血的诊断标准为（　　）

A. 血红蛋白 <120g/L 及红细胞计数 <3.5×10^{12}/L 或血细胞比容 <0.30

B. 血红蛋白 <120g/L 及红细胞计数 <3.0×10^{12}/L 或血细胞比容 <0.35

C. 血红蛋白 <110g/L 及红细胞计数 <3.5×10^{12}/L 或血细胞比容 <0.30

D. 血红蛋白 <110g/L 及红细胞计数 <3.5×10^{12}/L 或血细胞比容 <0.35

E. 血红蛋白 <100g/L 及红细胞计数 <3.5×10^{12}/L 或血细胞比容 <0.30

4. 王某,34 岁,初产妇,妊娠合并心脏病,临产后心功能Ⅱ级,以下护理措施何项正确（　　）

A. 取平卧位

B. 使用洋地黄类药物预防心衰

C. 快速静脉输液补充营养

D. 阴道助产缩短第二产程

E. 肌注麦角新碱预防产后出血

5. 李某,孕 20 周,上楼时感心悸、胸闷,休息后缓解。查体:心率 90 次/分,心尖区可闻及收缩期、舒张期杂音。该患者适宜休息体位是（　　）

A. 平卧位　　　　　　　B. 右侧卧位　　　　　　　C. 半卧位

D. 俯卧位　　　　　　　E. 随意卧位

6. 王某,初产妇,24 岁,孕 37 周,日常活动后出现心慌、气短,心功能Ⅱ级。关于该孕妇在分娩期应注意的问题,下列描述错误的是（　　）

A. 常规吸氧

B. 胎盘娩出后,腹部放置沙袋

C. 避免过度劳累

D. 注意补充能量

E. 采取产钳助产

7. 王某,初产妇,26 岁,妊娠 37 周,胎儿不大,ROA,产道无异常,合并风湿性心脏病,心功能Ⅱ级。临产 2 小时,宫口开大 3cm,以下处理正确的是（　　）

A. 立即行剖宫产

B. 严密观察产程,给予缩宫素加强产力

C. 预防性使用洋地黄类药物,防止心衰

D. 宫口开全后,鼓励产妇屏气用力

E. 第二产程行阴道助产

8. 王某,28 岁,停经 4 个月,自觉心悸、轻度气短就诊,检查后诊断:妊娠合并先天性心脏病,心功能Ⅱ级,其处理正确的是(　　)

A. 立即终止妊娠

B. 进食高热量、高维生素、高脂饮食

C. 保证每天至少 10 小时睡眠

D. 孕 28 周前每 2 周检查 1 次,孕 28 周后每 1 周检查 1 次

E. 妊娠 34～36 周住院待产

9. 赵女士,29 岁,孕 24 周,随意口服 50g 葡萄糖,1 小时后测血糖为 12.5mmol/L,进一步测空腹血糖 2 次,血糖值超过多少可确诊为妊娠期糖尿病(　　)

A. 5.8mmol/L　　　　　　B. 7.8mmol/L　　　　　　C. 7.0mmol/L

D. 6.8mmol/L　　　　　　E. 7.6mmol/L

10. 王某,女,22 岁,妊娠合并糖尿病,孕 20 周后,饮食控制血糖不满意,空腹血糖常超过 9.0mmol/L,使用药物治疗时应选用(　　)

A. 优降糖　　　　　　B. 消渴丸　　　　　　C. 胰岛素

D. 降糖灵　　　　　　E. 二甲双胍

11. 李某,25 岁,初产妇,宫内孕 30 周,近 1 个月来自觉口干、多饮、多尿,每天饮水量多于 6L,食量未见明显变化。血糖值为 8.2mmol/L,应如何处理(　　)

A. 立即剖宫产

B. 继续妊娠不处理

C. 控制血糖,尽量推迟至 38～39 周分娩

D. 引产

E. 使用双胍类或磺脲类降糖

12. 张某,初产妇,25 岁,现孕 24 周,其夫体检时发现 HBsAg(＋)、HBeAg(＋),孕妇欲确诊自己是否感染及对胎儿的影响,应检查(　　)

A. 肝功能　　　　　　B. 肝脏 B 超　　　　　　C. 乙肝抗原、抗体

D. 乙肝 HBsAg　　　　　　E. 肝脏 MRI

13. 王某,29 岁,初产妇,孕 28 周,产前检查发现感染乙型肝炎病毒,有关母婴传播的说法正确的是(　　)

A. 不会通过胎盘传播

B. 接种乙肝疫苗能阻断传播

C. 通过产道、接触母血可感染

D. 可以母乳喂养

E. 粪－口途径能传播

14. 李某,22 岁,孕 20 周,确诊合并乙型病毒性肝炎,严密监护至足月,为了防止发生产后出血,下列护理措施错误的是( )

    A. 产前肌内注射维生素 K

    B. 产前准备好抢救物品

    C. 产时缩短第二产程

    D. 避免产程过长

    E. 胎儿娩出前使用催产素

15. 王某,26 岁,妊娠 28 周,近来常感恶心、呕吐、食欲下降、腹胀、腹痛。查体:皮肤黏膜无黄染,肝脏肋下未及,叩击痛(+)。实验室检查:HBsAg(+),血清转氨酶升高。对母儿产生的影响不可能的是( )

    A. 早孕反应加重

    B. 易合并妊娠期高血压疾病

    C. 易发生生殖道感染

    D. 易引起胎儿畸形

    E. 易早产

16. 张某,34 岁,孕 8 周,恶心、呕吐频繁、食欲下降。乙型肝炎病毒血清学检查 HBeAg(+),提示( )

    A. 曾经感染过 HBV,已具有免疫力

    B. HBV 感染的标志

    C. HBV 活动性复制,传染性强

    D. 肝炎恢复期或慢性肝炎

    E. HBV 在体内复制,肝炎急性期

17. 李某,初产妇,25 岁,妊娠 9 周,近来日常活动后即出现心悸、胸闷、气短,夜间常因胸闷而被憋醒。查体:血压 130/80mmHg,脉搏 120 次/分,呼吸 25 次/分,体温 36.5℃,肺底部可闻及湿啰音,咳嗽后不消失。心浊音界向左扩大。其处理应是( )

    A. 立即人工流产

    B. 治疗后继续妊娠

    C. 控制心衰后终止妊娠

    D. 严密监护至分娩

    E. 在产科与内科监护下妊娠

18. 王某,初产妇,孕 32 周,既往体健,血常规检查示红细胞 3.0×10^{12}/L、血红蛋白 90g/L、血清铁 6.1μmol/L。其正确的诊断为( )

    A. 妊娠合并缺铁性贫血

    B. 妊娠合并巨幼细胞贫血

    C. 妊娠合并再生障碍性贫血

    D. 妊娠合并白血病

E. 妊娠合并贫血

19. 王某,39 岁,初产妇,妊娠 37 周,红细胞 $3.2 \times 10^{12}/L$,血红蛋白 60g/L,下列何项对胎儿危害较小( )

A. 胎儿宫内发育迟缓   B. 胎儿宫内窘迫   C. 早产

D. 胎儿畸形   E. 感染

(20~22 题共用题干)

王某,23 岁,妊娠合并先天性心脏病,妊娠 33 周时出现呼吸困难,不能平卧,呼吸 22 次/分,脉搏 120 次/分,住院治疗 3 周后出院。目前妊娠 37 周,日常活动无不适。检查:血压 115/75mmHg,呼吸 18 次/分,脉搏 78 次/分,心尖部闻及舒张期Ⅱ级杂音。

20. 孕期最危险的时期是( )

A. 24~36 周   B. 28~33 周   C. 32~34 周

D. 30~34 周   E. 32~36 周

21. 目前心功能分级为( )

A. Ⅰ级   B. Ⅱ级   C. Ⅲ级

D. Ⅳ级   E. Ⅴ级

22. 在孕期,对其处理何项错误( )

A. 增加产前检查次数

B. 避免劳累、感染等,以免诱发心力衰竭

C. 动态观察心脏功能,适时终止妊娠

D. 进食高热量、高维生素、高脂饮食

E. 整个孕期孕妇体重增加不应超过 10kg

(23~25 题共用题干)

李某,初产妇,28 岁,孕 38 周,合并风湿性心脏病,临产后 2 小时突感心悸、气短,呼吸困难,口唇发绀。查体:血压 130/80mmHg,脉搏 135 次/分,呼吸 32 次/分,双肺布满湿啰音。胎心率 165 次/分。

23. 该孕妇可能的临床诊断为( )

A. 心肌梗死   B. 心力衰竭   C. 胎盘早剥

D. 羊水栓塞   E. 子宫破裂

24. 采取下列何项护理措施有利于预防心衰( )

A. 预防性使用强心剂

B. 应用抗生素

C. 遵医嘱快速输血、输液

D. 宫口开全时,指导产妇屏气

E. 胎儿娩出后,腹部放置沙袋

25. 产程中使心脏负担加重的因素除外( )

A. 子宫收缩

B. 腹压增加

C. 肺循环压力增加

D. 胎盘循环停止,回心血量增加

E. 大血管扭曲

(26~27 题共用题干)

李某,31 岁,现孕 34 周,2 个月前受凉后发生上呼吸道感染,已治愈,现活动时感到胸闷、心悸、气短。

26. 诊断该患者发生心衰的病史和体征不包括( )

A. 轻微活动后即有胸闷、心悸、气短

B. 休息时呼吸 >20 次/分

C. 休息时心率 >110 次/分

D. 夜间常因胸闷而需坐起,或需到窗口呼吸新鲜空气

E. 肺底部湿啰音,咳嗽后消失

27. 孕期避免引发心衰的因素不包括( )

A. 高维生素、低盐、高脂饮食

B. 感染

C. 情绪激动

D. 便秘

E. 过度劳累

(28~29 题共用题干)

李某,初产妇,30 岁,2 型糖尿病,骨盆及胎位正常,足月临产,规律宫缩 2 小时,宫口开大 3cm,先露 S^{-3},胎心率 145 次/分。

28. 新生儿并发症不包括( )

A. 低血糖   B. 低血钙   C. 感染

D. 低胆红素血症   E. 新生儿呼吸窘迫综合征

29. 预防新生儿低血糖,应于其出生后 30 分钟( )

A. 滴服 25% 葡萄糖液

B. 静脉输注 25% 葡萄糖液

C. 静脉注射 25% 葡萄糖液

D. 静脉输注 50% 葡萄糖液

E. 滴服 50% 葡萄糖液

第八章　异常分娩妇女的护理

影响分娩的四个因素是产力、产道、胎儿及精神心理因素,其中任何一个或一个以上因素发生异常或四个因素间不能相互适应,而使分娩过程受阻,称为异常分娩。在分娩过程中,应密切观察产程,及时发现异常分娩并恰当处理,保证分娩顺利和母胎安全。

第一节　产力异常

产力包括子宫收缩力、腹肌和膈肌收缩力及肛提肌收缩力,其中子宫收缩力为主要力量,临床最多见的产力异常为子宫收缩力异常。在分娩过程中,子宫收缩的节律性、对称性及极性不正常或强度、频率有改变,称为子宫收缩力异常。临床上子宫收缩力分为子宫收缩乏力(简称宫缩乏力)和子宫收缩过强(简称宫缩过强)两类,每类又分为协调性子宫收缩和不协调性子宫收缩(表8-1)。

表8-1　子宫收缩力异常的分类

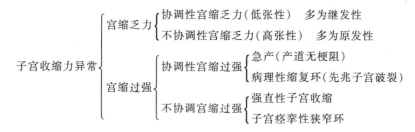

一、子宫收缩乏力

(一)病因

1. 头盆不称或胎位异常

在临产后胎儿先露部下降受阻,不能紧贴子宫下段及子宫颈内口,故不能反射性地引起子宫收缩,导致继发性宫缩乏力。

2. 子宫因素

子宫发育不良、子宫畸形、子宫肌瘤等均可引起原发性宫缩乏力。子宫肌纤维过度伸展(如多胎妊娠、巨大胎儿、羊水过多等)使子宫肌纤维失去正常的收缩能力。高龄产妇、经产妇或宫内感染者、子宫肌纤维变性、结缔组织增生而影响子宫收缩。

3. 精神因素

产妇精神过度紧张(多发生于初产妇,尤其是 35 岁以上高龄初产妇),对疼痛的耐受力弱,惧怕分娩,担心母儿是否安全等,均可引起子宫收缩乏力。

4. 内分泌失调

产妇体内激素分泌紊乱、电解质失衡等可导致子宫收缩乏力。

5. 药物影响

临产后不恰当地使用解痉剂、镇静剂、镇痛剂及麻醉剂,如吗啡、哌替啶、硫酸镁及苯巴比妥等,可以使宫缩受到抑制。

6. 其他

营养不良、贫血等导致的体质虚弱;临产后疲劳、进食与睡眠不足、过多的体力消耗;膀胱直肠充盈;过早使用腹压等均可导致宫缩乏力。

(二)临床表现

1. 协调性宫缩乏力

协调性宫缩乏力又称低张性子宫收缩乏力。其特点:子宫收缩具有极性、对称性和节律性,但宫缩持续时间短而间歇时间长(宫缩 <2 次/10 分钟),子宫收缩力弱,宫缩高峰时宫腔压力比正常低[羊膜腔内压增加 <2kPa(15mmHg)],按压宫壁可出现凹陷。宫缩产生的压力不能使宫颈以正常的速度扩张,造成产程延长或停滞。

2. 不协调性宫缩乏力

不协调性宫缩乏力又称高张性子宫收缩乏力。其特点:子宫收缩的极性倒置,兴奋点来自子宫下段的一处或多处,不同兴奋点引发的宫缩此起彼落,子宫收缩上段弱、下段强且无力,使之失去了正常的极性、对称性和节律性,这种宫缩不能使宫颈口扩张和胎先露下降,属无效宫缩;宫缩间歇时宫腔的压力比正常高,有时没有明显的宫缩间歇期,产妇痛苦不堪、辗转不安、大喊大叫,致使体力过度消耗而衰竭;宫内压持续不断升高,影响子宫胎盘血流灌注,易造成胎儿窘迫。

3. 产程异常

(1)潜伏期延长 从规律宫缩开始至宫口扩张 4~6cm(活跃期起点)称为潜伏期,初产妇超过 20 小时,经产妇超过 14 小时称为潜伏期延长。

(2)活跃期延长 从宫口扩张 4~6cm 至开全(10cm)称为活跃期,活跃期宫颈口扩张速度 <0.5cm/h 称为活跃期延长。

(3)活跃期停滞 当破膜且宫颈口扩张达到或超过 6cm 后,若宫缩正常,宫颈口不再扩张达 4 小时以上者,或宫缩欠佳,宫颈口不再扩张达 6 小时以上者,称为活跃期停滞。

(4)第二产程延长 第二产程初产妇 >3 小时,经产妇 >2 小时(硬膜外麻醉镇痛分娩时,初产妇 >4 小时,经产妇 >3 小时),产程无进展(胎头下降和旋转)者称为第二产程延长。

（5）胎头下降延缓　第二产程胎头下降速度初产妇＜1cm/h、经产妇＜2cm/h,称为胎头下降延缓。

（6）胎头下降停滞　第二产程胎头先露部停留原处不下降＞1小时,称为胎头下降停滞。

（7）滞产　总产程＞24小时者(图8-1)。

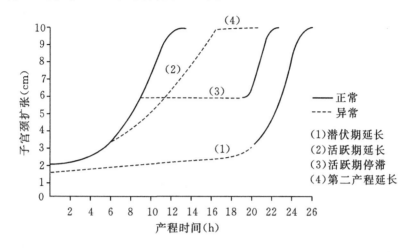

图8-1　产程曲线异常

4. 对母儿的影响

（1）对母体的影响　宫缩乏力导致产程延长,产妇体力衰竭,严重时可引起脱水、酸中毒、低钾血症;第二产程延长,膀胱被胎先露长时间压迫,可致组织缺血、水肿、坏死,形成生殖道瘘;肛查及阴道检查次数过多增加了感染的机会;宫缩乏力影响胎盘剥离,容易引起产后出血;手术产率增高,产褥期并发症增多。

（2）对胎儿的影响　不协调性宫缩使宫内压力增高,子宫胎盘缺血,易致胎儿窘迫,甚至胎死宫内。宫缩乏力致产程延长,增加了手术产机会,胎儿产伤增多。

5. 心理反应

由于产程延长,产妇及家属表现出焦虑、恐惧,担心母儿安危,对经阴道分娩失去信心。

（三）治疗要点

1. 协调性宫缩乏力

查找原因,排除头盆不称、产道狭窄和胎位异常后,采取加强宫缩的措施。

第一产程:①消除精神紧张,鼓励进食,补充营养和水分,鼓励定时排便。必要时给予镇静剂(哌替啶100mg肌内注射)、静脉补液,若自行排尿有困难者,先行诱导排尿,必要时导尿。②加强宫缩。经上述处理2~4小时后,宫缩仍无力且能排除头盆不称、胎位异常和骨盆狭窄,无胎儿窘迫和无剖宫产史者遵医嘱加强宫缩,如针刺穴位、刺激乳头、人工破膜、缩宫素静脉滴注。③明显头盆不称、估计不能从阴道分娩者,应积极做好剖宫产的术前准备,行剖宫产术结束分娩。

第二产程:当胎头双顶径达坐骨棘水平或以下时,等待自然分娩,或行阴道助产;做好新生儿抢救的准备工作。若胎头双顶径不能通过坐骨棘平面或者出现胎儿窘迫征象,应采取剖宫产术。

第三产程:当胎儿前肩娩出后给予缩宫素10U静脉推注,以防产后出血;产程延长或破膜超过12小时者遵医嘱给予抗生素,预防感染。

2. 不协调性宫缩乏力

不协调性宫缩乏力多与精神因素、内分泌失调、进食少、水和电解质紊乱有关。给予心理安慰和支持疗法,必要时给予镇静剂,如地西泮10mg缓慢静推或哌替啶100mg肌内注射。若经过以上处理宫缩仍未得到纠正,或伴有头盆不称或胎儿窘迫,应做好剖宫产术和抢救新生儿的准备工作。

(四)护理问题

(1)疼痛　与子宫收缩不协调、子宫肌纤维间歇期不能完全放松有关。

(2)疲乏　与产程延长、产妇体力消耗有关。

(3)焦虑　与担心母儿安危有关。

(4)潜在并发症:产后出血。

(五)护理措施

1. 第一产程

(1)提供心理支持,减轻焦虑　多陪伴产妇,与之交流,分散其注意力;给予产妇关怀和帮助,耐心解释引起分娩异常和疼痛的原因;指导产妇在宫缩时做深呼吸,以减轻疼痛;及时给产妇及家属反馈产程进展及治疗的有关信息,以稳定产妇及家属的情绪。

(2)改善全身状况　鼓励产妇多进食,必要时静脉补充营养;避免过多使用镇静剂和麻醉剂;及时评估产程进展,判断有无头盆不称和胎儿异常;鼓励产妇勤排便,必要时灌肠和导尿。

(3)遵医嘱合理应用药物　①协调性宫缩乏力。应用缩宫素静脉滴注加强宫缩时,需专人监护,缩宫素使用不当可导致强直性子宫收缩而发生子宫破裂或胎儿窘迫,需严密观察宫缩、胎心、血压和脉搏。用法:将缩宫素2.5U加于0.9%生理盐水500ml内静脉滴注,从4~5滴/分开始,根据宫缩强弱调整滴速,每隔15分钟观察1次宫缩、胎心、血压、脉搏及产程进展,并予记录。若宫缩不强,可逐渐增加滴速,每次增加4~5滴/分,通常是35~45滴/分,以宫缩维持在持续40~60秒,间隔2~3分钟为宜。最大滴速不超过60滴/分。如出现宫缩持续1分钟以上或胎心率有变化,应立即停止滴注。对于不敏感者,可以酌情增加缩宫素剂量。②不协调性宫缩乏力。遵医嘱给予地西泮或盐酸哌替啶,以保证产妇充分休息,改善子宫收缩情况,使之恢复协调;在宫缩未恢复协调前,严禁使用缩宫素加强子宫收缩。

(4)加强产时监护　持续评估宫缩、宫口扩张及胎先露下降情况,协调性宫缩乏力者在宫口扩张≥3cm、无头盆不称、胎头已经衔接时,可以行人工破膜加强宫缩。破膜可以使胎头紧贴子宫下段及宫颈内口,反射性引起有效宫缩,加速产程进展。注意破膜前检查有无脐带先露,选择在宫缩间歇期进行人工破膜。破膜后要立即听胎心,了解有无脐带脱垂,同时观察羊水量、性状和颜色。做好阴道手术助产或剖宫产术的准备。各项检查严格无菌操作,发现问题随时报告医生,并积极配合治疗和护理。

2. 第二产程

应做好阴道助产和抢救新生儿的准备,如无头盆不称,可给予缩宫素静脉点滴加强宫缩,促进产程进展。当胎头双顶径达坐骨棘水平或以下时,等待自然分娩,或行阴道助产;若胎头双顶径不能通过坐骨棘平面或者出现胎儿窘迫征象,应采取剖宫产术。

3. 第三产程

用缩宫素等药物预防产后出血,遵医嘱应用抗生素预防感染。

4. 产后出血的预防

(1)对有异常分娩因素的产妇,产前遵医嘱查血型、备血,做好输血、输液准备。

(2)协助医生积极处理宫缩乏力,避免产程延长;胎儿娩出后及时注射缩宫素,仔细检查胎盘、胎膜是否完整,软产道有无损伤等。

(3)产后密切观察宫缩、阴道流血、血压、脉搏等情况,督促产妇及时排尿,教会产妇及家属按摩子宫的方法,协助新生儿吸吮乳头。

5. 健康教育

加强产前教育,让产妇及家属了解分娩过程,认识到使用过多镇静剂会影响子宫收缩。临产后,指导产妇休息、饮食、排尿及排便。做好产后康复指导,如保持外阴部清洁以防产褥感染、指导母乳喂养、提倡产后锻炼。嘱其产后 42 天到产科门诊做产后检查。为产妇提供出院后的避孕指导。

二、子宫收缩过强

(一)病因

(1)缩宫素使用不当。

(2)急产:多发生于经产妇、胎儿体重较小者。

(二)临床表现

1. 协调性子宫收缩过强

子宫收缩的对称性、节律性和极性正常,但子宫收缩过强、过频。若产道无阻力、头盆相称及胎位正常,分娩会在短时间内结束。总产程 <3 小时称为急产,经产妇多见。若存在产道梗阻,宫缩过强时可诱发子宫破裂。

2. 不协调性子宫收缩过强

(1)强直性子宫收缩 缩宫素应用不当或产妇对缩宫素过于敏感,使子宫收缩失去节律性,出现强直性痉挛性收缩。表现为产妇烦躁不安,持续性腹痛。胎心、胎位不清。

合并产道梗阻时可出现病理性缩复环、血尿等先兆子宫破裂征象。

（2）子宫痉挛性狭窄环　子宫局部平滑肌呈痉挛性不协调性收缩形成的环状狭窄，持续不放松，称子宫痉挛性狭窄环。狭窄环可发生在宫颈、宫体的任何部分，多在子宫上下段交界处，也可在胎体某一狭窄部，以胎颈、胎腰处常见（图8－2），可阻碍胎儿下降。子宫痉挛性狭窄环多因过度疲劳、精神紧张及不恰当应用缩宫素或粗暴地进行阴道内操作所致。产妇出现持续性腹痛，烦躁不安，宫颈扩张缓慢，胎先露下降停滞，胎心不规则。阴道检查时可触及狭窄环，此环与病理性缩复环不同，特点是不随宫缩上升，不引起子宫破裂。

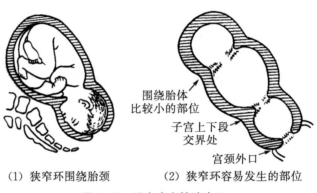

（1）狭窄环围绕胎颈　　　（2）狭窄环容易发生的部位

围绕胎体比较小的部位

子宫上下段交界处

宫颈外口

图8－2　子宫痉挛性狭窄环

（三）对母儿的影响

1. 对母体的影响

协调性宫缩过强易出现急产，产道来不及充分扩张，引起产道撕裂甚至严重损伤；接产时常措手不及，消毒不严易造成感染；产后子宫肌纤维缩复能力不良，致胎盘滞留或产后出血。

2. 对胎儿及新生儿的影响

宫缩过强、过频影响子宫胎盘血液循环，易发生胎儿窘迫、新生儿窒息甚至死亡。胎儿娩出过快，胎头在产道内受到的压力突然解除，可致新生儿颅内出血。无准备的分娩，来不及接产，新生儿易发生感染；若坠地，可致骨折、外伤。

（四）治疗要点

1. 协调性子宫收缩过强

（1）有急产史者宜在预产期前2周住院待产；有产兆时嘱其左侧卧位休息；分娩中胎头娩出不宜过快，注意保护会阴，必要时行会阴侧切术；及时发现软产道裂伤并予缝合。

（2）如产道阻力大或有头盆不称，宜迅速全麻抑制宫缩，尽快结束分娩；胎儿存活立即行剖宫产，如胎儿已死亡，宫颈口已充分扩张，先露较低，子宫破裂征象不明显，在全麻下行毁胎术。估计阴道分娩有困难，或有明显子宫先兆破裂征象，仍需剖宫产术结束分娩。

2. 不协调性子宫收缩过强

（1）强直性子宫收缩：及时给予宫缩抑制剂，如25%硫酸镁；若属于梗阻性原因导致的强直性子宫收缩则立即行剖宫产术;若胎儿已经死亡者可行毁胎术;若仍不能缓解强直性宫缩时,也应行剖宫产术。

(2)子宫痉挛性狭窄环:立即停止宫腔内操作及停用缩宫素;若无胎儿窘迫者,给予镇静剂,如哌替啶、吗啡、沙丁胺醇,等待异常宫缩消失后,行阴道助产;若经上述处理狭窄环仍不能缓解者,行剖宫产术。

(五)护理问题

(1)疼痛 与子宫收缩过强有关。

(2)有感染的危险 与产程延长、胎膜早破、多次检查或手术等有关。

(3)有母儿受伤的危险 与产程过快、急产,或产程延长压迫软产道有关。

(4)焦虑 与担心自身和胎儿安危有关。

(5)潜在并发症:子宫破裂、产后出血等。

(六)护理措施

1. 一般护理

缓解疼痛,提供缓解疼痛的方法,如指导产妇深呼吸、变换体位、腹部按摩等,及时更换汗湿的衣服及床单,保持环境安静。必要时遵医嘱给予镇静剂或宫缩抑制剂。

2. 心理护理

多给予产妇关心和指导,提供陪伴分娩,消除其紧张、焦虑心理。及时说明产程中可能出现的问题及采取的措施,以便取得理解和配合。

3. 协调性宫缩过强的护理

(1)产前详细了解孕、产史,凡有急产史的孕妇嘱其在预产期前 2~3 周不外出远行,提前 1~2 周住院待产,以防院外分娩伤及母儿。

(2)产时避免灌肠,提前做好接产和新生儿窒息抢救的准备工作。

(3)产后及时检查软产道和新生儿,发现损伤及时处理。

(4)分娩过快未经消毒者,遵医嘱给母儿使用破伤风抗毒素 1500U 预防破伤风,使用抗生素预防感染,重新无菌处理脐带;如胎膜未破,胎儿包膜一并娩出(称包膜儿)时立即破膜,以防新生儿窒息或吸入性肺炎。遵医嘱给予维生素 K_1 10mg 肌内注射以预防新生儿颅内出血。

4. 预防子宫破裂

(1)宫缩乏力静脉滴注缩宫素时,应注意小剂量、低浓度、慢流量、勤观察,及时发现子宫破裂先兆,防止子宫破裂发生。

(2)严密观察宫缩情况,若有宫缩过强,立即停止一切刺激,如缩宫素静滴、阴道内操作等,并及时通知医生。若宫口已开全,应指导产妇宫缩时张口哈气,不向下屏气用力,以减慢分娩速度,同时做好接产和抢救新生儿的准备;出现胎儿窘迫者,嘱产妇左侧卧位,给予吸氧,并做好剖宫产术的准备。

5. 健康教育

嘱产妇观察子宫复旧、会阴伤口、阴道出血、生命体征等情况,对其进行产褥期健康教育及出院指导。如新生儿发生意外,需帮助产妇及家属平稳度过悲伤期,为产妇提供出院后的避孕指导和今后的生育指导。

第二节　产道异常

产道是指胎儿经阴道娩出的通道,包括骨产道(即真骨盆腔)和软产道(阴道、宫颈、子宫、盆底软组织)两部分。产道异常临床上以骨产道异常多见。

一、临床表现

(一)骨产道异常

骨盆的形态异常或者径线过短,致使胎先露下降受阻,影响产程进展,称为狭窄骨盆。

1. 入口平面狭窄

入口平面狭窄常见于扁平型骨盆,骶耻外径 < 18cm,入口前后径 < 10cm,对角径 < 11.5cm。表现为临产后胎头不能衔接,跨耻征阳性(图 8-3)。

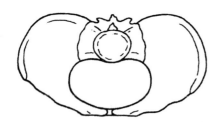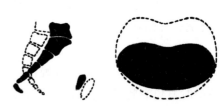

图 8-3　佝偻病性扁平骨盆

2. 中骨盆及出口平面狭窄

中骨盆及出口平面狭窄常见于漏斗型骨盆,坐骨棘间径 < 10cm,坐骨结节间径 < 8cm,耻骨弓角度 < 90°,出口横径和后矢状径之和 < 15cm。表现为胎头能正常衔接,常受阻于中骨盆,出现持续性枕横位或枕后位,造成难产、第二产程延长或停滞(图 8-4)。

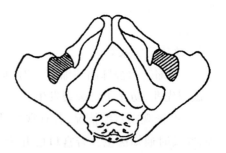

图 8-4　漏斗型骨盆

3. 三个平面均狭窄

骨盆形态属女型骨盆,但各平面径线均小于正常值2cm或以上,为均小骨盆,多见于身材矮小、体形匀称的妇女。若胎儿较小、胎位正常、产力好,可能经阴道分娩(图 8-5)。

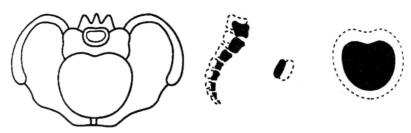

图8-5 均小骨盆

4. 畸形骨盆

骨盆失去正常形态及对称性,形态不规则。胎儿通过三个平面均困难,多需剖宫产(图8-6)。

5. 跨耻征检查(图8-7)

孕妇排尿后仰卧,两腿伸直,检查者一手放在耻骨联合上方,另一手将浮动的胎头向骨盆腔方向推压。

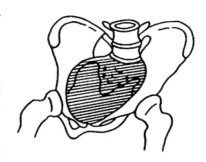

图8-6 偏斜骨盆

(1)若胎头低于耻骨联合平面,称胎头跨耻征阴性,表示头盆相称。

(2)若胎头与耻骨联合在同一平面,称胎头跨耻征可疑阳性,表示可疑头盆不称。

(3)若胎头高于耻骨联合平面,称胎头跨耻征阳性,表示头盆不称。

(4)对于跨耻征阳性的孕妇,应让其采取屈腿半卧位,再次进行胎头跨耻征检查,若转为阴性,提示为骨盆倾斜度异常,而非头盆不称。

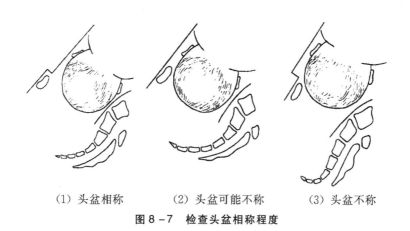

(1)头盆相称   (2)头盆可能不称   (3)头盆不称

图8-7 检查头盆相称程度

(二)软产道异常

软产道异常可影响胎头娩出,容易发生软产道裂伤、出血和感染等。

(1)外阴异常　如会阴坚韧、外阴水肿及瘢痕等。

(2)阴道异常　如阴道横隔、阴道纵隔、阴道囊肿及肿瘤等。

(3)宫颈异常 如宫颈外口黏合、宫颈水肿、宫颈瘢痕、宫颈肿瘤等。

(三)对母儿的影响

临产后胎先露下降受阻,可造成继发性宫缩乏力或过强,导致产程延长、停滞或子宫破裂;阴道检查与手术机会增多,易致产褥感染和产后出血;膀胱等局部软组织因受压过久易形成生殖道瘘;易发生胎膜早破、脐带脱垂,导致胎儿窘迫;因胎头受压过久或手术助产使新生儿颅内出血、产伤的概率增加。

(四)心理反应

产妇由于担心难产对母儿造成的危险,表现为紧张、恐惧;因分娩梗阻导致剧烈的腹痛而使产妇烦躁不安;试产时产妇及家属常因不能预知分娩结果而焦虑。

二、治疗要点

首先明确狭窄骨盆的类型和程度,了解胎位、胎儿大小、胎儿宫内安危情况,宫缩强弱、产程进展程度,有无破膜,结合产妇的年龄、胎产次等综合分析决定分娩的方式。

1. 骨盆入口平面狭窄

骨盆入口平面狭窄影响胎先露的衔接。明显头盆不称(骶耻外径≤16cm,入口前后径<8.5cm)、跨耻征阳性者,足月活胎在近预产期或临产后行剖宫产结束分娩;若轻度头盆不称(骶耻外径16.5~17.5cm,入口前后径8.5~9.5cm)、跨耻征可疑阳性、足月活胎体重<3000g、胎心率及产力均正常者在严密监护下试产;临界性骨盆(骶耻外径18cm,入口前后径10cm)者,绝大多数可经阴道分娩。

2. 中骨盆及骨盆出口平面狭窄

中骨盆及骨盆出口平面狭窄影响胎头的俯屈及内旋转,易发生持续性枕横位或枕后位。若宫口开全,胎头双顶径达坐骨棘水平或更低,可经阴道徒手旋转胎头为枕前位,待其自然分娩,或行产钳或胎头吸引术助产;若胎头双顶径未达坐骨棘水平,或出现胎儿宫内窘迫征象,立即行剖宫产术结束分娩。

3. 骨盆三个平面狭窄(均小骨盆)

若胎儿不大、胎位正常、头盆相称、宫缩良好者,可以试产;若胎儿较大、有明显头盆不称者,尽早行剖宫产术结束分娩。

4. 畸形骨盆

畸形骨盆者多行剖宫产术结束分娩。

三、护理问题

(1)有感染的危险 与胎膜早破、产程延长、手术操作有关。

(2)有新生儿窒息的危险 与产道异常、产程延长有关。

(3)潜在并发症:子宫破裂、胎儿窘迫。

（4）恐惧和焦虑　与知识缺乏、分娩过程结果未知有关。

四、护理措施

1. 协助医生观察及处理产程

临产后严密观察宫缩及产程进展情况，发现产程进展缓慢或宫缩过强，及时报告医生并协助处理。遵医嘱做好阴道手术助产或剖宫产术的准备及护理配合。

（1）明显头盆不称、不能经阴道分娩者，按医嘱做好剖宫产术的术前准备与护理。

（2）有轻度头盆不称者，在严密监护下试产。试产中要有专人守护，鼓励产妇进食、进水、休息等以保护产力。试产过程中一般不用镇静、镇痛药物，少肛查，禁灌肠，注意观察宫缩及胎心率变化，经 2～4 小时试产胎头仍未入盆或出现胎儿窘迫，则应停止试产，通知医生及早处理，以防子宫破裂。

（3）中骨盆和出口平面狭窄者，遵医嘱做好阴道手术助产或剖宫产术的准备。

（4）软产道异常者，评估软产道异常对分娩的影响程度，协助医生采取会阴切开等相应处理措施。产程中若出现宫颈水肿，可在水肿明显处或 3 点、9 点注射 0.5% 利多卡因 5～10ml，或者静脉推注地西泮 10mg 以软化宫颈、消除水肿。产后检查软产道，发现损伤及时处理。

2. 心理护理

消除产妇恐惧、焦虑心理。如需试产，向产妇及家属讲清阴道分娩的可能性及优点，及时告知他们产程进展状况。决定手术产者，向产妇及家属讲明产道异常对母儿的影响。

3. 预防产后出血和感染

胎儿娩出后，及时按医嘱使用缩宫素、抗生素。保持外阴清洁，每天擦洗会阴 2 次，使用消毒会阴垫。

4. 新生儿护理

胎头在产道内压迫时间过长或经手术助产的新生儿，应加强监护，及时发现新生儿产伤和颅内出血。

5. 健康教育

向产妇进行产褥期健康教育及出院指导。指导产妇喂养及护理新生儿的知识，并告知产妇产后检查的必要性和时间。

第三节　胎位异常和胎儿发育异常

分娩时除枕前位为正常胎位外，其余均为异常胎位。胎位异常是导致难产的主要因素。临床常见的异常胎位有持续性枕后位、枕横位及臀先露。其中，最常见的异常胎位是臀先露，对母儿危害最大的是肩先露。胎儿发育异常主要包括巨大胎儿和胎儿发育畸形。

一、胎位异常

（一）臀先露

胎儿以臀、膝、足为先露，先露的指示点为骶骨。胎儿头围大于臀围，分娩时易出现后出头困难，对母儿损伤很大。因此，臀先露分娩时围产儿死亡率为枕先露的 3～8 倍。

1. 原因

妊娠 30 周以前，臀先露较多见，妊娠 30 周以后多能转成头先露。临产后持续为臀先露的原因尚不十分明确，可能的因素有以下几种。

（1）胎儿在宫腔内活动范围过大　羊水过多、经产妇腹壁松弛以及早产儿羊水相对偏多，胎儿易在宫腔内自由活动形成臀先露。

（2）胎儿在宫腔内活动范围受限　子宫畸形（如单角子宫、双角子宫等）、胎儿畸形（如无脑儿、脑积水等）、双胎妊娠及羊水过少等，容易发生臀先露。胎盘附着在宫底、宫角部易发生臀先露。

（3）胎头衔接受阻　狭窄骨盆、前置胎盘、肿瘤阻塞骨盆腔及巨大胎儿等，也易发生臀先露。

2. 分类

根据胎儿下肢姿势不同分为单臀先露（腿直臀先露）、完全臀先露（混合臀先露）、不完全臀先露（图 8 - 8）。

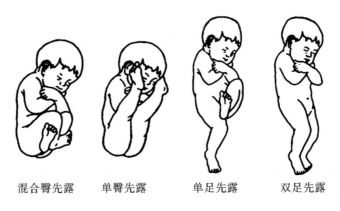

混合臀先露　　单臀先露　　单足先露　　双足先露

图 8 - 8　臀先露的类型

3. 临床表现

（1）临床特点　妊娠晚期孕妇常感肋下或上腹部有圆而硬的胎头，临产后由于胎臀不能紧贴子宫下段及宫颈，常导致子宫收缩乏力，宫颈扩张缓慢，产程延长，手术产机会增多。

（2）腹部检查　子宫呈纵椭圆形，胎体纵轴与母体纵轴一致。宫底部触到圆而硬、按压时有浮球感的胎头;若未衔接,在耻骨联合上方触到不规则、软而宽的胎臀;胎心在脐上方听得最清楚。

(3)肛门检查或阴道检查 触及软、宽且不规则的胎臀、外生殖器、胎足等。

(4)B型超声检查 可准确探清臀先露的类型、胎儿大小、胎头姿势、胎儿畸形等。

4. 对母儿的影响

(1)对母体的影响 胎臀不规则,不能紧贴子宫下段及子宫颈内口,易出现继发性宫缩乏力,导致产程延长、产后出血、产褥感染及软产道损伤。

(2)对胎儿及新生儿的影响 产程延长,手术产机会增多,常引起胎儿窘迫、胎死宫内、新生儿窒息、产伤、新生儿死亡等;胎先露不规则,对前羊膜囊压力不均匀,易出现胎膜早破、脐带脱垂、胎儿窘迫、早产等;后出头困难,易发生新生儿窒息、骨折、颅内出血等。

5. 治疗要点

(1)妊娠期 定期产前检查。在妊娠30周后仍为臀先露者应予以矫正。方法有:①胸膝卧位。孕妇排空膀胱,松解裤带,胸膝卧位的姿势如图8-9所示,每天2次,每次15分钟,连续做1周后复查。②激光照射或艾灸至阴穴。激光照射两侧至阴穴(足小趾外侧,距趾甲角0.1寸),也可用艾灸,每天1次,每次15~30分钟,1~2周为一疗程。③外倒转术。如上述方法仍然不能纠正者,可协助医生于妊娠32~34周时行外倒转术。

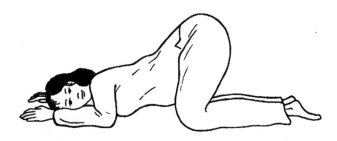

图8-9 胸膝卧位

(2)分娩期 根据产妇年龄、胎产次、骨盆类型、胎儿大小、胎儿是否存活、臀先露类型以及有无合并症,于临产初期做出正确判断,以决定分娩方式。

1)择期剖宫产。指征有狭窄骨盆、软产道异常、胎儿体重>3500g、胎儿窘迫、高龄初产、有难产史、不完全臀先露等,这时均应行剖宫产术结束分娩。

2)阴道分娩的处理。

第一产程:产妇取侧卧位,不宜站立走动,少做肛查,不灌肠;一旦胎膜破裂,立即听胎心,若胎心变慢或变快,应急行阴道检查判断有无脐带脱垂;如有脐带脱垂,胎心尚好,宫口未开全,立即行剖宫产结束分娩。当宫口开大4~5cm时,胎足即可经宫口脱出至阴道。为了促进宫颈和阴道充分扩张,避免后出胎头困难,消毒外阴之后用无菌巾"堵"阴道口(图8-10),使胎儿逐渐由站立位变为下蹲位,充分扩展软产道后再行臀位助娩术。在堵的过程中,应每隔10~15分钟听胎心一次,并注意宫颈口是否开全。

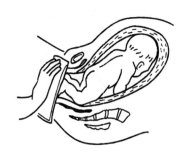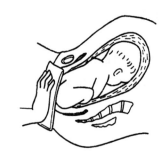

图 8 - 10 "堵"外阴

第二产程:导尿排空膀胱,初产妇做会阴后 - 侧斜切开,多行臀位助产术娩出胎儿,在胎儿脐部娩出后,应在 2 ~ 3 分钟娩出胎头,最长不超过 8 分钟,以免脐带受压过久造成死产。后娩出胎头,有主张用单叶产钳,效果较佳。

第三产程:有产程延长、宫缩乏力性出血时,于胎儿娩出后立即肌注缩宫素或麦角新碱促进子宫收缩,减少产后出血;仔细检查软产道有无损伤,有损伤者应及时缝合;给予抗生素预防感染。为预防新生儿颅内出血,出生后 3 日内肌内注射维生素 K_1。

(二)持续性枕后位、枕横位

在分娩过程中,胎头以枕后位或枕横位衔接,约有 90% 的产妇,胎头枕部在强有力的宫缩作用下,多能通过较大幅度的内旋转(90° 或 135°),转为枕前位自然分娩;仅有 5% ~ 10% 的产妇,胎头枕部持续不能向前旋转,直至分娩后期仍然位于母体骨盆的后方或侧方,致使分娩发生困难,称为持续性枕后位或持续性枕横位(图 8 - 11)。

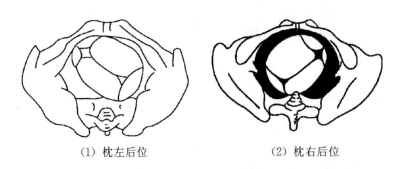

(1)枕左后位   (2)枕右后位

图 8 - 11 持续性枕后位

1. 原因

(1)骨盆异常 多见于男型骨盆或类人猿型骨盆。这两类骨盆的特点是骨盆入口平面前半部较狭窄,不适合胎头枕部衔接,骨盆入口平面后半部较宽,胎头容易以枕后位或枕横位衔接。

(2)胎头俯屈不良 若以枕后位衔接,胎儿脊柱与母体脊柱接近,不利于胎头俯屈,胎头前囟成为胎头下降的最低部位,而最低点又常转向骨盆前方,当前囟转至前方或侧方时,胎头枕部转至后方或侧方,形成持续性枕后位或持续性枕横位。

（3）子宫收缩乏力　胎头下降、俯屈及内旋转缓慢，容易造成持续性枕后位或枕横位。

（4）头盆不称　头盆不称使胎头内旋转受阻，而呈持续性枕后位或枕横位。

2. 临床表现

（1）病史　临产后胎头衔接较晚、俯屈不良，胎先露部不能紧贴子宫下段及宫颈，易导致宫缩乏力、产程延长；先露长时间压迫宫颈前唇致宫颈水肿，影响了产程进展；枕骨持续位于骨盆后方压迫直肠，产妇过早运用腹压，致使产妇体力衰竭。

（2）腹部检查　在宫底部触及胎臀，胎背偏向母体后方或侧方，在其对侧能明显触及胎儿肢体。若胎头已衔接，有时可在胎儿肢体侧耻骨联合上方扪到胎儿颏部，胎心在脐下一侧腹部偏外侧方听得最响亮。枕后位时因胎背伸直，前胸贴近母体腹壁，胎心在胎儿肢体侧的胎胸部位也能听到。

（3）肛门检查或阴道检查　宫口部分扩张或开全时，胎头矢状缝位于骨盆的斜径上。前囟门在骨盆右前方，后囟（枕部）在骨盆左后方，则为枕左后位；反之为枕右后位。胎头矢状缝位于骨盆的横径上，后囟在骨盆左侧方，则为枕左横位；反之为枕右横位。

（4）B型超声检查　根据胎头颜面及枕部位置，能准确探清胎头位置。

3. 对母儿的影响

（1）对产妇的影响　胎位异常导致继发性宫缩乏力，使产程延长，常需手术助产，容易发生软产道损伤，增加产后出血及感染机会。若胎头长时间压迫软产道，可发生缺血、坏死、脱落，形成生殖道瘘。

（2）对胎儿及新生儿的影响　第二产程延长，手术助产机会增多，易出现胎儿窘迫、新生儿窒息，围产儿死亡率增高。

4. 治疗要点

持续性枕后位、枕横位在骨盆无异常、胎儿不大时，可以试产。

第一产程：①保证产妇充分的营养与休息；若有情绪紧张、睡眠不佳者，给予哌替啶或地西泮；嘱产妇朝向胎背的对侧方向侧卧，以利于胎头枕部转向前方；若宫缩欠佳，应尽早静脉滴注缩宫素。②宫口开大3~4cm产程停滞时，除外头盆不称后，行人工破膜；若产力欠佳，静脉滴注缩宫素；在宫口开全之前，嘱产妇不要过早屏气用力，以免宫颈水肿，消耗产妇体力。

第二产程：若第二产程进展缓慢，初产妇已近2小时，经产妇已近1小时胎儿仍未娩出，应行阴道检查。当胎头双顶径已达坐骨棘平面或更低时，可先徒手将胎头枕部转向前方，使矢状缝与骨盆出口前后径一致，或自然分娩，或阴道助产（低位产钳术或胎头吸引术）。若胎头双顶径仍在坐骨棘平面以上，应行剖宫产术。

第三产程：产程延长者容易发生宫缩乏力，在胎儿娩出后立即静注或肌注子宫收缩剂，以防产后出血；仔细检查软产道，有裂伤者及时修补；给予抗生素预防感染；加强新生儿监护。

（三）肩先露

胎体横卧于骨盆入口之上，其纵轴与母体纵轴垂直，以肩部为先露，称为肩先露。肩先露约占足月分娩总数的 0.25%，是最不利于分娩的胎位。除死胎及早产儿胎体可折叠而自然娩出外，足月活胎不可能经阴道自然娩出。

1. 临床表现

（1）产程表现　①宫缩乏力：临产后肩先露不能紧贴子宫下段及宫颈内口，不能反射性地引起有效的宫缩，导致宫缩乏力。②胎膜早破：临产后胎膜受力不均匀，容易导致胎膜早破，胎儿上肢及脐带容易脱垂，造成胎儿窘迫。③忽略性肩先露（嵌顿性肩先露）：若胎肩及胸廓的一部分被挤入盆腔，胎体折叠弯曲，颈部拉长，上肢脱出阴道口外，但胎头及胎臀仍被阻于骨盆入口上方，形成忽略性肩先露。若不及时处理，将发生子宫破裂（图 8 – 12）。

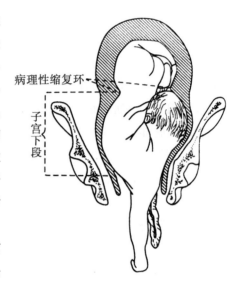

图 8 – 12　忽略性肩先露

（2）腹部检查　①子宫呈横椭圆形，子宫底高度小于孕周，孕妇腹部两侧分别触及胎头和胎臀。②肩前位时，母体前腹壁触及宽大平坦的胎背；肩后位时，母体腹壁触及不规则的小肢体。③胎心音在脐周听得最清楚。

（3）肛门检查或阴道检查　①如胎膜已破，宫颈口开大，可触到肩胛骨、肋骨、腋窝。腋窝尖端朝向胎儿肩部及头端位置，以此可确定胎头在母体左侧或右侧。②肩胛骨朝向母体前方或后方，以此可确定肩前位或肩后位。③若胎手已脱出阴道口，可用握手法鉴别是胎儿左手或右手，进而确定胎方位。

（4）B 型超声检查　能准确诊断肩先露并能确定胎方位。

2. 对母儿的影响

（1）对产妇的影响　足月活胎不可能从阴道分娩，需行剖宫产术。临产后肩先露不能紧贴子宫下段及宫颈内口，不能反射性地引起有效的宫缩，导致宫缩乏力；临产后胎膜受力不均匀，容易导致胎膜早破；产后出血及感染机会增加。临产后宫缩加强，可出现病理性缩复环，甚至子宫破裂。

（2）对胎儿的影响　易发生脐带脱垂、胎儿窘迫甚至死亡。

3. 治疗要点

（1）妊娠期　纠正胎位。纠正方法同臀先露，若纠正失败，应提前住院。

（2）分娩期

1）剖宫产是肩先露的主要分娩方式。指征有：①初产妇足月活胎。②经产妇足月活胎。③出现先兆子宫破裂或子宫破裂征象。

2)阴道分娩:①经产妇,子宫颈口开大 5cm 以上,破膜后羊水尚未流尽,胎心良好,无先兆子宫破裂征象,可在硬膜外麻醉下或全麻下行内转胎位术。待子宫颈口开全助产娩出。②胎儿已死亡,无先兆子宫破裂征象,于子宫颈口开全后在全麻下行断头术或碎胎术。③双胎妊娠足月活胎,第二胎儿为肩先露,可行内转胎位术后娩出。

二、胎儿发育异常

1. 巨大胎儿

胎儿体重≥4000g 者称巨大胎儿。表现为孕妇自觉腹部增大较快,妊娠后期可出现呼吸困难等压迫症状,有时腹部及肋两侧胀痛。腹部检查:子宫大于孕周,胎体大,宫高 >35cm,宫高 + 腹围≥140cm,双顶径 >10cm,胎心听诊位置较高。常发生头盆不称、肩难产,导致母儿受伤。

2. 胎儿发育畸形

常见的胎儿发育畸形有无脑儿、脑积水。脑积水是因大量脑脊液潴留在脑室内,使头颅体积增大。表现为明显头盆不称,肛查或阴道检查有胎头大,囟门大且紧张,颅骨薄而软(如乒乓球的感觉)。若处理不及时可导致子宫破裂。脑积水常合并脊柱裂、足内翻等畸形。

三、护理问题

(1)疼痛　与不协调性子宫收缩有关。
(2)有感染的危险　与产程延长、胎膜破裂时间长及多次阴道检查有关。
(3)疲乏　与产程延长、产妇体力消耗有关。
(4)有母儿受伤的危险　与产程进展过快或产程延长有关。

四、护理措施

1. 心理护理

①向产妇解释难产的原因及处理方法,解答疑问,取得其理解配合。②多陪伴产妇,给予产妇支持与鼓励,保证产妇充分的营养,减轻产妇的思想压力。

2. 预防感染

①产程延长及破膜超过 12 小时,按医嘱给予抗生素。②保持外阴清洁,每天外阴擦洗 2 次,应用消毒外阴垫。③尽量少做肛门检查,有必要做阴道检查时,应严格消毒后进行。严格执行各种无菌操作。④产后定时测量体温,观察子宫收缩、恶露情况,并鼓励产妇早日下床活动。

3. 预防对母儿的影响

①妊娠期有胎位异常者应该给予纠正胎位处理,纠正不了的,应提前住院待产。

②随时评估产程进展情况,如产道异常、胎儿异常且伴有过强子宫收缩时,应警惕先兆子宫破裂。③产道异常、胎儿异常易引起胎膜早破和脐带脱垂,故分娩开始产妇即应卧床休息,少做肛查,勿灌肠。如已发生胎膜早破,胎先露未衔接或胎位异常时应抬高床尾,取头低臀高位。④当医生决定分娩方式后,做好相应的准备工作。

4. 预防产后出血

①分娩过程中,按医嘱静脉输液,当胎儿前肩娩出后,可于输液中加入缩宫素 20U 滴注,或肌内注射子宫收缩剂。②胎盘娩出后,按摩子宫促其收缩,并教会产妇按摩的方法。③仔细检查胎盘、胎膜是否完整,如有残留,及时报告医生。常规检查宫颈、阴道,有损伤者给予缝合。④产后产妇在产房观察 2~4 小时,注意血压、脉搏的变化及子宫收缩情况,准确评估阴道出血量,并记录。⑤如发生产后出血,积极配合医生进行抢救工作。

5. 健康教育

加强孕期保健,定期产前检查;产程中陪伴产妇,使其保持镇静的情绪,积极配合医护人员的工作;指导产妇产后进行身体恢复训练,指导新生儿喂养知识;为产妇提供避孕指导和今后的生育指导。

复 习 题

1. 初产妇活跃期停滞是指进入活跃期后,宫颈口不再扩张超过(　　　)

A. 1 小时　　　　　　　　B. 1.5 小时　　　　　　　　C. 2 小时

D. 4 小时　　　　　　　　E. 3 小时

2. 潜伏期延长指(　　　)

A. 从规律宫缩开始,经 18 小时后宫口扩张至 2cm

B. 初产妇宫口开全后 2 小时胎儿尚未娩出

C. 宫口开至 6cm,2 小时后仍为 6cm

D. 8 小时前宫口扩张 3cm,现宫口尚未开全

E. 宫口开全已 1 小时,胎头下降无进展

3. 活跃期延长指(　　　)

A. 从规律宫缩开始,经 16 小时宫口扩张至 2cm

B. 初产妇宫口开全后 2 小时胎儿尚未娩出

C. 宫口开至 5cm,2 小时后仍为 5cm

D. 8 小时前宫口扩张 3cm,现宫口尚未开全

E. 宫口开全已 1 小时,胎头下降无进展

4. 第二产程停滞指(　　　)

A. 从规律宫缩开始,经 16 小时宫口扩张至 2cm

B. 初产妇宫口开全后 2 小时胎儿尚未娩出

C. 宫口开至 5cm,2 小时后仍为 5cm

D. 8 小时前宫口扩张 3cm,现宫口尚未开全

E. 宫口开全已 1 小时,胎头下降无进展

5. 第二产程延长指( )

A. 从规律宫缩开始,经 16 小时宫口扩张至 2cm

B. 初产妇宫口开全后 2 小时胎儿尚未娩出

C. 宫口开至 5cm,2 小时后仍为 5cm

D. 8 小时前宫口扩张 3cm,现宫口尚未开全

E. 宫口开全已 1 小时,胎头下降无进展

6. 第一产程起宫缩一直短而弱,间歇时间长,产程进展慢,为( )

A. 协调性宫缩乏力   B. 高张性宫缩乏力   C. 原发性宫缩乏力

D. 继发性宫缩乏力   E. 正常子宫收缩

7. 产程进展到一定阶段后,宫缩减弱,出现宫缩乏力,称为( )

A. 协调性宫缩乏力   B. 高张性宫缩乏力   C. 原发性宫缩乏力

D. 继发性宫缩乏力   E. 正常子宫收缩

8. 子宫收缩保持正常特性,仅间歇时期长,持续时间短,弱而无力,称为( )

A. 协调性宫缩乏力   B. 不协调性宫缩乏力   C. 原发性宫缩乏力

D. 继发性宫缩乏力   E. 正常子宫收缩

9. 子宫收缩失去正常特性,间歇时子宫收缩不放松,称为( )

A. 正常子宫收缩   B. 不协调性宫缩乏力   C. 原发性宫缩乏力

D. 继发性宫缩乏力   E. 协调性宫缩乏力

10. 关于骨盆狭窄的叙述,下列何项错误( )

A. 入口前后径 <10cm 为骨盆入口狭窄

B. 骨盆各径线比正常值小 1cm 为均小骨盆

C. 坐骨棘间径 <9cm 为中骨盆狭窄

D. 耻骨弓 <80°可能为骨盆出口狭窄

E. 骨盆出口横径 + 后矢状径 >15cm 属于正常范围

11. 下列何种情况可以试产( )

A. 头位,骨盆入口轻度狭窄

B. 头位,骨盆出口狭窄

C. 横位,骨盆入口狭窄

D. 臀位,骨盆入口轻度狭窄

E. 臀位,骨盆出口狭窄

12. 单臀先露的两下肢姿势为( )

A. 髋关节屈曲,膝关节屈曲

B. 髋关节直伸,膝关节伸直

C. 髋关节直伸,膝关节屈曲

D. 髋关节屈曲,膝关节伸直

E. 以上都不是

13. 王某,孕 39 周,临产 8 小时。骨盆外测量正常,LOA,胎心率 140 次/分,宫缩持续 20～30 秒,间歇 7～8 分钟,宫口开大 4cm,胎先露平坐骨棘,已破膜,羊水清,应选择哪项处理措施(　　)

A. 剖宫产结束分娩

B. 缩宫素静脉滴注加强宫缩

C. 待宫口开全行阴道助产

D. 抬高床尾

E. 观察产程,等待自然分娩

14. 李某,初产妇,妊娠 40 周,规律宫缩 12 小时,近 2 天进食较少,睡眠差。查体:宫口开大 6cm,宫缩渐弱,宫缩持续 20～30 秒,间歇 6～7 分钟,胎心率 130～140 次/分,骨盆外测量正常。遵医嘱静脉滴注缩宫素加强宫缩,下列哪项错误(　　)

A. 将缩宫素 2.5U 加于 5% 葡萄糖注射液 500ml 内静脉滴注

B. 从 4～5 滴/分开始,根据宫缩强弱进行调整

C. 通常可超过 60 滴/分

D. 维持宫缩 40～60 秒,间歇 2～3 分钟

E. 必须专人监护

15. 王某,孕 38 周,临产 8 小时。骨盆外测量正常,LOA,胎心率 140 次/分,宫缩持续 10～30 秒,间歇 9～10 分钟,宫口开大 4cm,诊断为协调性宫缩乏力,加强宫缩的方法错误的是(　　)

A. 温肥皂水灌肠　　　　　B. 静注地西泮　　　　　　C. 人工破膜

D. 肌内注射缩宫素　　　　E. 针刺合谷、三阴交等穴位

16. 赵某,孕 39 周,临产 9 小时。骨盆外测量正常,LOA,胎心率 140 次/分,诊断为不协调性宫缩乏力。下列何项处理错误(　　)

A. 调整宫缩

B. 恢复子宫收缩的协调性

C. 可肌注哌替啶 50～100mg

D. 静滴缩宫素

E. 有胎儿窘迫时,应行剖宫产

17. 王某,孕 39 周,临产后诊断为协调性子宫收缩过强,下列何项不正确(　　)

A. 有急产史的孕妇提前入院待产

B. 临产后灌肠

C. 提前做好接产准备

D. 提前做好新生儿窒息抢救准备

E. 对于产程进展过快的产妇,指导产妇不要向下屏气

18. 李某,孕 39 周,临产后诊断为不协调性宫缩乏力,为促使其恢复极性,应( )

A. 剖宫产　　　　　　B. 静脉滴注缩宫素　　　　　C. 肌注哌替啶

D. 人工破膜　　　　　E. 以上都不是

19. 王某,初产妇,孕 38 周,规律宫缩 8 小时。查体:宫口开大 2cm,宫缩渐弱,宫缩持续 20 ~ 30 秒,间歇 6 ~ 7 分钟,胎心率 130 ~ 140 次/分,骨盆外测量正常。诊断为协调性子宫收缩乏力,无头盆不称。下列何项处理正确( )

A. 人工破膜后静脉滴注缩宫素

B. 缩宫素静脉滴注

C. 等待产程自然进展

D. 剖宫产

E. 缩宫素静脉推注

20. 王某,初产妇,25 岁。孕 40 周,规律宫缩 4 小时后入院。查体:宫口近开全,先露在坐骨棘水平下 3cm,胎心率 150 次/分。正确的诊断为( )

A. 急产　　　　　　　B. 加速期延缓　　　　　　　C. 正常产程

D. 胎儿窘迫　　　　　E. 协调性宫缩过强

21. 张某,25 岁,初产妇,妊娠 40 周,规律性宫缩 5 小时,胎心率 136 次/分。跨耻征阳性。下列何种情况不会出现( )

A. 胎膜早破　　　　　B. 病理性缩复环　　　　　　C. 胎位异常

D. 胎头衔接　　　　　E. 宫缩乏力

22. 赵某,26 岁,经产妇,妊娠 40 周,胎心率 136 次/分。关于臀位分娩的护理措施,下列何项错误( )

A. 少做肛查

B. 禁止灌肠

C. 勤听胎心

D. 为加快产程进展,鼓励下床活动

E. 接产前行导尿术

23. 下列何项不符合持续性枕后位的临床表现( )

A. 胎头位于母体骨盆后方

B. 活跃期晚期及第二产程延长

C. 宫口尚未开全就过早使用腹压

D. 产妇自觉肛门坠胀及排便感

E. 胎头矢状缝位于骨盆横径

24. 某初产妇临产后胎头未入盆,首先应考虑( )

A. 羊水过多　　　　　B. 腹壁松弛　　　　　　　　C. 脑积水

D. 头盆不称　　　　　E. 宫缩乏力

25. 王某,25 岁,初产妇,妊娠 40 周,坐骨结节间径 7cm,后矢状径 7cm,估计胎儿约 3200g,宫缩正常,宫口开大 2.5cm,正确的分娩前准备为(　　)

    A. 自然分娩　　　　　B. 会阴侧切术　　　　　C. 胎头吸引术

    D. 产钳术　　　　　E. 剖宫产术

26. 李某,28 岁,孕 38 周。上午 9 时出现规律宫缩而入院。宫缩持续 30 秒,间歇 3～4 分钟,19 时宫口开 1 指,先露 $S^{+1.5}$,经静脉滴注缩宫素后,宫缩转为持续 40 秒,间歇 2～3 分钟,产妇一般情况好,3 小时后宫口开至 4cm,先露为 S^{+1}。此时应如何处理(　　)

    A. 哌替啶 100mg 肌注

    B. 阴道检查排除骨产道异常后人工破膜

    C. 剖宫产

    D. 宫颈注射阿托品

    E. 加大缩宫素滴注量

27. 王某,初产妇,妊娠足月。临产 2 小时。右枕前位,胎心好,宫口开大 4cm。4 小时后再次肛诊,宫口扩张无进展,最恰当的诊断为(　　)

    A. 潜伏期延长　　　　　B. 活跃期延长　　　　　C. 活跃期停滞

    D. 第二产程延长　　　　　E. 第二产程停滞

28. 李某,初产妇,26 岁。孕 40 周,阵发性腹痛 6 小时入院。骶耻外径 18cm,坐骨结节间径 8cm,腹部检查胎儿较大,LSA,胎心率 140 次/分。宫口开大 3cm,未破膜,足先露,入院后 5 小时宫缩持续 30 秒,间歇 6～7 分钟,产程无进展。其护理准备何项恰当(　　)

    A. 静脉滴注缩宫素　　　　　B. 温肥皂水灌肠　　　　　C. 人工破膜

    D. 不需处理,继续观察　　　　　E. 剖宫产术

29. 杨某,初产妇,孕 39 周,规律宫缩 16 小时,肛诊宫口开大 8cm,宫缩转为持续 25～30 秒,间歇 5～6 分钟,4 小时后肛诊宫口仍开 8cm。该产程曲线提示(　　)

    A. 潜伏期延长　　　　　B. 活跃期延长　　　　　C. 活跃期停滞

    D. 胎头下降延缓　　　　　E. 第二产程停滞

30. 赵某,孕 38 周,临产 12 小时,胎心率 136 次/分,宫口开大 10cm,先露为 S^{-1},2 小时后再次肛诊先露无进展,应考虑为(　　)

    A. 第一产程停滞　　　　　B. 潜伏期延长　　　　　C. 活跃期延长

    D. 活跃期停滞　　　　　E. 第二产程停滞

31. 李某,24 岁,初产妇,妊娠 40 周,宫口开全 1 小时,胎心率 116 次/分,胎膜已破,羊水 Ⅱ 度混浊,先露为 S^{+4},枕右前位。此时恰当的处理是(　　)

    A. 吸氧,等待自然分娩

    B. 立即行剖宫产术

    C. 胎头吸引术助娩

    D. 产钳术助娩

E. 静脉滴注缩宫素加速产程进展

32. 王某,26 岁,初产妇,妊娠 38 周,主诉肋下有块状物。腹部检查:子宫呈纵椭圆形,胎先露部较软且不规则,胎心在脐上偏左,本例应诊断为(　　)

 A. 枕先露   B. 臀先露   C. 面先露

 D. 肩先露   E. 复合先露

33. 李某,初产妇,29 岁,妊娠 39 周。产科检查:宫高 32cm,枕左前位,胎心率 128 次/分,尿蛋白(－)。骨盆外测量:出口横径为 7.5cm,护士应进一步测量(　　)

 A. 出口后矢状径 B. 对角径   C. 坐骨棘间径

 D. 坐骨切迹宽度 E. 骶骨弯曲度

34. 王某,初产妇,宫口开全 1.5 小时,胎头已达盆底,持续性横左枕位。正确的处理是(　　)

 A. 催产素静脉滴注

 B. 等其自然回转

 C. 人工协助顺时针转 90°

 D. 人工协助逆时针转 90°

 E. 行会阴后－斜切开术

35. 王某,初产妇,25 岁,妊娠 38 周。骨盆外测量:骶耻外径 18.5cm,髂嵴间径 27cm,坐骨结节间径 7.5cm。该孕妇的骨盆应诊断为(　　)

 A. 单纯扁平骨盆 B. 佝偻病性扁平骨盆 C. 均小骨盆

 D. 漏斗型骨盆   E. 男型骨盆

36. 王某,初产妇,足月妊娠,宫口开全 1.5 小时尚未分娩。阴道检查:头先露,宫口开全,胎头位于坐骨棘水平下 3cm,枕左横位(LOT),胎膜已破,羊水清,胎心率 140 次/分,估计胎儿重 2700g。此时正确的处理是(　　)

 A. 行剖宫产术

 B. 缩宫素静脉滴注

 C. 等待阴道自然分娩

 D. 徒手将胎头枕部转向前方,然后阴道分娩

 E. 行产钳助产术

(37～38 题共用题干)

 王某,初产妇,孕 39 周,规律宫缩 6 小时,ROA,估计胎儿体重 2600g,胎心率 136 次/分。阴道检查:宫口开大 3cm,未破膜,先露 S^{+1},骨盆外测量未见异常。

37. 此时恰当的处理是(　　)

A. 抑制宫缩,使其维持至妊娠 40 周

B. 等待自然分娩

C. 人工破膜,加速产程进展

D. 静脉滴注缩宫素

E. 行剖宫产术

38. 若此后宫缩逐渐减弱,产程已18小时,胎膜已破,宫口开大8cm。恰当的处理是( )

A. 静注地西泮加速产程进展

B. 静脉滴注缩宫素

C. 肌内注射缩宫素

D. 静脉注射麦角新碱

E. 立即行剖宫产术

(39～41题共用题干)

李某,26岁,初产妇,妊娠39周入院待产。查体:LOA,胎心率140次/分,规律宫缩达18小时,宫口开大2cm,宫缩间歇期长,宫缩持续时间短,宫缩高峰时宫体不隆起,不变硬,无头盆不称。

39. 应考虑该产妇为( )

A. 潜伏期延长　　　　B. 活跃期延长　　　　C. 活跃期停滞

D. 胎头下降延缓　　　E. 第二产程延长

40. 应采取的处理措施是( )

A. 静脉滴注催产素　　B. 产钳助产　　　　C. 使用镇静剂

D. 行胎头吸引术　　　E. 立即行剖宫产术

41. 下列护理措施错误的是( )

A. 鼓励产妇进食

B. 指导产妇排尿,每6～8小时1次

C. 提供心理支持

D. 加强胎心监测

E. 避免过多使用镇静药物

第九章　分娩期并发症妇女的护理

第一节　胎膜早破

一、概念及病因

胎膜早破是指在临产前发生胎膜破裂,是常见的分娩期并发症。孕周越小,围产儿预后越差,胎盘早破可引起早产、脐带脱垂及诱发母儿感染。

胎膜早破与以下因素有关:胎膜炎,创伤,宫颈内口过松,羊膜腔压力过高,胎儿先露部未衔接,胎膜受力不均,妊娠晚期性生活,孕妇缺乏铜、锌等微量元素。其中,生殖道病原微生物上行性感染引起胎膜炎,使胎膜局部张力下降而破裂,这是引起胎膜早破的主要原因。

二、临床表现

1. 症状

孕妇突然感到有较多液体从阴道流出,不能自控,咳嗽、打喷嚏、负重等腹压增加时流液量增加。

2. 体征

肛查或者阴道检查触不到前羊膜囊,上推胎先露部时可见阴道流液量增多,其内可见胎脂和胎粪。阴道窥器检查见阴道后穹隆有羊水积聚或有羊水自宫口流出,即可确诊胎膜早破。

3. 辅助检查

(1)阴道液 pH 测定　正常阴道液 pH 值为 4.5~6.0,羊水 pH 值为 7.0~7.5,若 pH 值≥6.5,提示胎膜早破。

(2)阴道液涂片检查　将阴道流液涂于载玻片上,干燥后镜检有羊齿植物叶状结晶,为羊水。

(3)羊膜镜检查　直视胎先露部,看不到前羊膜囊。

(4)B 型超声检查　羊水量较破膜前减少,提示胎膜已破。

三、对母儿的影响

1. 对母体的影响

可以引起早产;增加宫内感染、产褥感染的机会;若突然破膜,可引起胎盘早剥;剖宫产率增加。

2. 对胎儿的影响

诱发早产,引起早产儿呼吸窘迫综合征及胎肺发育不良。羊水过多、胎头未衔接时破膜易发生脐带脱垂和受压,致胎儿窘迫。

四、治疗要点

1. 期待疗法

期待疗法适用于妊娠 28~35 周不伴感染、胎儿宫内状况良好、羊水池深度 ≥3cm 者。绝对卧床休息,避免不必要的肛查及阴道检查;破膜 >12 小时者应给予抗生素预防感染;抑制子宫收缩;促进胎肺成熟。

2. 终止妊娠

妊娠 >35 周,胎肺成熟、宫颈成熟者经阴道分娩;若胎头高浮、胎位异常、宫颈不成熟、胎肺成熟,伴有胎儿窘迫者,在抗感染同时行剖宫产终止妊娠,做好新生儿复苏准备。

五、护理问题

(1)有感染的危险　与胎膜早破后病原体侵入宫腔有关。

(2)有胎儿受损的危险　与早产、脐带脱垂、宫内窘迫有关。

(3)焦虑　与担心自身安危及胎儿预后有关。

六、护理措施

1. 一般护理

(1)住院治疗,绝对卧床:胎先露部未衔接者应绝对卧床休息,左侧为宜,抬高臀部,防止脐带脱垂;保持外阴清洁,减少刺激,避免不必要的肛查及阴道检查,禁止灌肠。

(2)密切观察孕妇生命体征,观察阴道流液的性状、颜色及气味,了解有无感染的征象。

(3)严密观察宫缩、胎心率及胎动变化,必要时行胎儿电子监护。

2. 医护配合

(1)遵医嘱用药:胎膜破裂 12 小时以上者应预防性使用抗生素;给予地塞米松 6mg 肌内注射,每 12 小时一次,共 4 次,以促进胎肺成熟。

(2)预防感染:保持外阴清洁,用 0.5% 碘伏棉球擦洗外阴 2 次/天,并垫消毒卫生巾。

(3)产程观察:妊娠 ≥35 周的孕妇多数在 24 小时内能够自然分娩,严密观察临产征象,临产后做好抢救新生儿的准备;严密观察胎心率变化情况,若发现脐带脱垂,及时报告医生并积极处理。

3. **心理护理**

(1)鼓励孕妇及家属讲出其心理感受,向其说明病情及采取的治疗方案,以缓解其不必要的焦虑。

(2)因胎膜早破可能会引起早产或通过采取剖宫产术终止妊娠,使新生儿的健康和生命可能受到威胁,这时应向孕妇及家属解释病情,使其做好心理准备。

4. **健康指导**

(1)重视妊娠期保健,加强产前检查,及时矫正胎位,对头盆不称、先露高浮的孕妇嘱其在预产期前 2 周住院待产。

(2)积极预防和治疗下生殖道感染;妊娠晚期禁止性生活;宫颈内口松弛者,于妊娠 12~14 周行宫颈环扎术。

(3)一旦发生胎膜破裂时,孕妇应立即平卧并抬高臀部,家属将孕妇尽快送往医院。

第二节　产后出血

一、概念

产后出血是指胎儿娩出后 24 小时内,阴道分娩者失血量超过 500ml,剖宫产者失血量超过 1000ml。产后出血是分娩期的严重并发症,目前居我国产妇死亡原因的首位。产后出血,如失血严重、休克时间长可导致垂体缺血坏死而继发严重的垂体功能减退,称希恩综合征。

二、病因

1. **子宫收缩乏力**

子宫收缩乏力是产后出血最常见的原因。

(1)全身因素　产妇精神过度紧张,恐惧分娩;产程延长或难产造成产妇体力衰竭;临产后使用过量镇静剂、麻醉剂;产妇合并急、慢性全身性疾病等。

(2)局部因素　子宫过度膨胀使肌纤维过度伸展失去弹性(双胎妊娠、羊水过多、巨大胎儿);子宫壁损伤(剖宫产史、肌瘤剔除术、产次过多等);子宫肌纤维变性(胎盘早剥);子宫本身的病变(子宫肌瘤);子宫肌纤维发育不良(子宫畸形)等 。

(3)产科因素　前置胎盘、妊娠期高血压疾病、宫腔感染等。

2. **胎盘因素**

(1)胎盘滞留　胎盘多在胎儿娩出后 15 分钟内娩出,若 30 分钟后胎盘尚未娩出,胎盘剥离面血窦不能关闭而导致产后出血。常见原因有:①膀胱过度充盈时阻碍已剥离的胎盘排出而滞留宫腔;②子宫收缩药物应用不当或粗暴按摩子宫,导致宫颈内口附近子宫肌出现环形收缩,使已剥离的胎盘嵌顿在宫腔;③第三产程过早牵拉脐带或按压子宫,导致胎盘剥离不全,剥离面血窦开放而出血。

(2)胎盘粘连或植入 粘连是指胎盘绒毛与底蜕膜紧密相连;植入是指胎盘绒毛侵入子宫壁肌层。胎盘粘连或植入均可分为完全性和不完全性。完全性胎盘粘连或植入因胎盘未剥离而无出血。不完全性胎盘粘连或植入表现为胎盘部分剥离、部分未剥离,导致子宫收缩不良,剥离面的血窦开放而发生致命性出血。常见原因有多次人工流产或过度刮宫、宫腔感染使子宫内膜损伤、蜕膜发育不良。

(3)胎盘、胎膜部分残留 部分胎盘小叶、副胎盘、部分胎膜残留于宫腔,影响子宫收缩而出血。常见原因与第三产程处理不当有关,如过早牵拉脐带、过早用力揉挤子宫。

3. 软产道损伤

胎儿过大、急产、分娩时保护会阴不当或手术助产不当等导致会阴、阴道、宫颈甚至子宫下段发生裂伤,引起产后出血。

4. 凝血功能障碍

凝血功能障碍可见于产科并发症,如胎盘早剥、死胎、羊水栓塞、严重子痫前期或产妇合并有血液系统疾病。凝血功能障碍可导致产后出血,这种情况较少见,但后果极其严重。

三、临床表现

胎儿娩出后阴道流血及出现失血性休克、严重贫血等相应症状,是产后出血的主要临床表现。

1. 局部表现

(1)子宫收缩乏力性出血 宫底升高,子宫质软、轮廓不清,阴道流血多,常为间歇性出血,色暗红,按压子宫有较多的血液和血块流出,按摩后出血明显减少。

(2)胎盘滞留性出血 胎盘娩出前,阴道流血量多,色暗红,呈间歇性,可能为胎盘剥离不全或滞留所致;若胎盘娩出后流血量多,色暗红,呈间歇性,多为胎盘、胎膜残留所致。

(3)软产道损伤性出血 胎儿娩出后立即发生持续性阴道流血,血液鲜红能自凝。检查可见会阴、阴道或宫颈有不同程度的裂伤。

(4)凝血功能障碍性出血 胎儿或胎盘娩出后持续性阴道流血,血液不凝固,不易止血,伴有全身出血倾向。

2. 全身表现

产妇可出现失血性休克表现,如面色苍白、出冷汗、打哈欠、口渴、烦躁不安、心慌、头晕、脉搏细弱、血压下降等。由于失血过多可导致贫血,易发生感染。

3. 评估失血量

(1)称重法 失血量(ml)≈[有血敷料重(g) - 干敷料重(g)]÷1.05(血液比重为1.05g/ml)。

(2)容积法 用专用的产后接血容器收集血液,用量杯测定。

(3)面积法 失血量(ml)≈血湿面积(cm², 即每1cm×1cm折合1ml血量)。

(4)根据失血性休克程度估计失血量 休克指数 = 脉率/收缩压;休克指数为1,则失血为500~1500ml;休克指数为1.5,则失血为1500~2500ml;休克指数为2.0,则失血为2500~3500ml;评估失血量,可为制订输液、输血治疗方案提供参考。

4. 辅助检查

血常规检查,以了解贫血程度及有无感染;血型及血型交叉试验,以备输血,补充血容量;测定血小板计数、纤维蛋白原、凝血酶原时间,了解有无凝血功能障碍。

四、治疗要点

针对出血原因,迅速止血;补充血容量,纠正失血性休克;防止感染。①子宫收缩乏力所致产后出血,加强宫缩是最迅速有效的止血方法,措施包括按摩子宫、应用子宫收缩药物、宫腔纱条填塞、结扎盆腔血管或子宫动脉栓塞,积极抢救无效者行子宫切除术,以挽救产妇生命。②胎盘因素所致产后出血,可行人工徒手剥离胎盘术或刮宫术,胎盘植入者手术切除子宫。③软产道损伤者应明确损伤部位,及时准确地进行修补缝合。④凝血功能障碍者,输新鲜血液,补充血小板等,积极抗休克治疗。

五、护理问题

(1)组织灌注量不足 与阴道失血过多有关。
(2)有感染的危险 与失血过多后抵抗力低下及手术操作有关。
(3)恐惧 与阴道大量流血担心生命安危有关。

六、护理措施

1. 预防措施

(1)妊娠期 重视孕期保健,定期进行产前检查,及早发现妊娠合并症和并发症。

(2)分娩期 正确处理三个产程,第一产程及时补充水和营养,消除产妇紧张情绪,必要时给予镇静剂,保证产妇良好的休息,防止产妇体力过度消耗,合理使用子宫收缩药物,严密观察产程进展;第二产程指导产妇正确使用腹压,掌握恰当的会阴侧切时机,避免胎儿娩出速度过快,胎肩娩出后立即肌内注射或静脉滴注缩宫素,以加强子宫收缩;第三产程避免过早揉挤子宫及强拉脐带,确定胎盘剥离后再助娩胎盘,胎盘娩出后应仔细检查胎盘、胎膜是否完整,检查软产道有无损伤。胎儿前肩娩出后立即肌注或静脉注射缩宫素,加强宫缩,以减少出血。准确收集血液,测量出血量。

（3）产褥期 产后 2 小时内仍需留产妇在产房继续观察,约 80% 的产后出血发生在此阶段。密切观察产妇生命体征、子宫收缩、阴道流血、会阴伤口及膀胱充盈情况。

2. 急救护理

（1）协助产妇采取平卧位,及时给予吸氧、保暖。

（2）立即建立静脉通道以补充血容量,遵医嘱输液、输血维持循环血量,对于失血量超过全身血容量 20% 者应及时输血;对处于休克状态的危重患者应监测中心静脉压以指导补液量;血压低时,遵医嘱应用升血压药物及肾上腺皮质激素,改善心、肾功能;心力衰竭时用强心药物,同时用呋塞米 20 ~ 40mg 静脉注射;遵医嘱应用止血药物、子宫收缩药物及抗生素。

（3）严密观察生命体征、尿量、神志变化、皮肤颜色、阴道出血及子宫收缩等情况。

（4）密切配合医生查找出血原因,争分夺秒进行抢救,挽救产妇生命。

3. 医护配合

（1）子宫收缩乏力所致产后出血 ①按摩子宫:包括经腹单手按摩、双手按摩及腹部 – 阴道双手按摩,按摩时间以子宫恢复正常收缩,并能保持收缩状态为宜（图 9 – 1、图 9 – 2）。②子宫收缩药物的应用:缩宫素、麦角新碱,可经肌内注射、静脉滴注,必要时宫体注射;米索前列醇舌下含化;卡前列甲酯栓置于阴道后穹隆。③宫腔填塞:包括宫腔纱条填塞和宫腔球囊填塞。球囊填塞适于阴道分娩和剖宫产,宫腔纱条填塞适于剖宫产。将无菌特制纱条或球囊填塞宫腔压迫止血,填塞后密切观察出血量、宫底高度及生命体征,动态监测血常规及凝血功能,24 ~ 48 小时后取出纱条或者球囊,取出前遵医嘱应用强力子宫收缩药物（如麦角新碱、卡前列素氨丁三醇等）,并给予抗生素预防感染。④结扎盆腔血管:经上述处理无效,出血不止,可经阴道结扎子宫动脉上行支,若无效行髂内动脉或子宫动脉栓塞术。⑤切除子宫:经积极抢救治疗无效、出血危及产妇生命时,应行子宫次全切除术或子宫全切术,以挽救产妇生命。

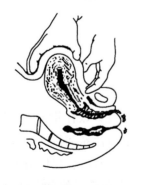 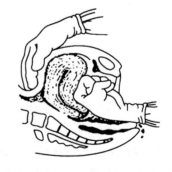

图 9 – 1 腹部双手按摩子宫　　　　　图 9 – 2 腹部 – 阴道双手按摩子宫

（2）胎盘滞留所致产后出血 胎盘剥离未排出者,排空膀胱后用手轻轻牵拉脐带协助胎盘排出;胎盘剥离不全或粘连者,应行人工徒手剥离胎盘术,若剥离困难疑有胎盘植入者切忌强行剥离,以手术切除子宫为宜;胎盘、胎膜残留者,可行钳刮术或刮宫术;胎盘嵌顿者,可在静脉麻醉下待狭窄环松解后用手取出胎盘。

（3）软产道损伤所致产后出血 应仔细检查会阴、阴道、宫颈及子宫下段,确定出血部位及程度,彻底止血,按解剖层次及时准确地进行修补缝合。

（4）凝血功能障碍所致产后出血 去除病因,尽快输新鲜血液,补充血小板、凝血因子等,如发生 DIC 则应进行抗凝与抗纤溶治疗,全力抢救,纠正凝血功能障碍。

4. 心理护理

由于失血后产妇体质虚弱、活动无耐力、生活自理能力低下等,产妇常表现出无奈感。护士应同情、安慰及多陪伴产妇,了解产妇的心理需求,认真做好产妇及家属的安慰、解释工作,教会产妇放松技巧,指导产妇加强营养、纠正贫血、提高活动耐力,促使其早日康复。

5. 健康指导

（1）指导产妇注意加强营养,指导正确的哺乳方法,观察子宫复旧及恶露情况,教会产妇按摩子宫、自测宫底高度及会阴伤口自我护理的方法,发现异常及时就诊。

（2）做好会阴护理,保持会阴清洁干燥,产褥期禁止盆浴及性生活。

（3）强调产后复查的时间、目的和意义,使产妇主动接受产后访视及产后复查,以了解产后恢复情况,警惕晚期产后出血的发生。

第三节 子宫破裂

一、概念及病因

子宫破裂是指子宫体部或子宫下段于妊娠晚期或分娩期发生破裂,是产科极严重的并发症。若未及时诊断处理,可导致胎儿及产妇死亡。该病多发生于经产妇,尤其是多产妇。

导致子宫破裂的病因有:

（1）梗阻性难产 梗阻性难产是引起子宫破裂最常见的原因。骨盆明显狭窄、头盆不称、胎位异常、胎儿畸形等,均可引起胎儿先露部下降受阻,为克服产道阻力子宫强烈收缩,使子宫下段过分伸展变薄发生子宫破裂。

（2）瘢痕子宫 剖宫产或子宫肌瘤剔除术等使子宫肌壁留有瘢痕,在妊娠晚期或分娩期宫腔内压力增高时,致使子宫由瘢痕处破裂。

（3）分娩时的手术损伤 不适当或粗暴的阴道助产手术、臀牵引术、内倒转术、穿颅术等操作不慎导致子宫创伤性破裂。

（4）子宫收缩药物使用不当 如胎儿娩出前肌内注射缩宫素或静脉滴注缩宫素过量,致使子宫强烈收缩而破裂。

二、临床表现及分类

1. 临床表现

子宫破裂多发生在分娩期,其经过可分为先兆子宫破裂和子宫破裂两个阶段。

(1)先兆子宫破裂 常见于产程中子宫收缩过强、有梗阻性难产的产妇。典型表现为子宫病理性缩复环形成(图9-3)、下腹部压痛、胎心率改变及血尿。在过强宫缩的影响下,产妇自觉下腹剧痛难忍,烦躁不安,呼吸、心率加快;胎先露下降受阻,宫缩过强使子宫体部肌肉增厚变短,子宫下段肌肉变薄拉长,在两者间形成环状凹陷,称为病理性缩复环,呈现葫芦状的腹部外观;先露部压迫膀胱出现排尿困难,子宫下段被极度牵拉引起膀胱黏膜下血管断裂出血形成血尿;因宫缩过强、过频,胎儿触不清,胎心率加快或减慢或听不清。

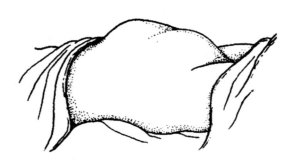

图9-3 先兆子宫破裂的腹部外观

(2)子宫破裂 继先兆子宫破裂症状后,产妇突然感到下腹部撕裂样剧痛,之后腹部疼痛缓解,收缩停止。随即全腹持续性疼痛,伴有面色苍白、出冷汗、呼吸急促、脉搏细数、血压下降等休克征象。检查见全腹压痛、反跳痛,腹壁下可清楚扪及胎体,子宫缩小位于侧方,胎心、胎动消失。

2. 分类

(1)根据破裂原因可分为自然破裂和创伤性破裂。

(2)根据破裂程度可分为完全破裂和不完全破裂。

(3)根据破裂部位可分为子宫下段破裂和子宫体部破裂。

3. 辅助检查

(1)血常规检查:红细胞计数及血红蛋白值下降,白细胞计数增加。

(2)尿常规:可见红细胞或肉眼血尿。

(3)B型超声检查:可协助确定破裂部位及胎儿与子宫的关系。

三、治疗要点

先兆子宫破裂者应立即抑制宫缩,肌注哌替啶100mg或静脉全身麻醉,尽快行剖宫产术;子宫破裂者在输液、输血、吸氧、纠正休克的同时,无论胎儿是否存活,尽快手术治疗,行子宫修补术或子宫切除术。手术前后给予大量广谱抗生素控制感染。

基层医院转诊指征:

(1)分娩时产妇出现异常情况时(如异常宫缩、病理性缩复环、血尿),若正在使用缩宫素,必须立即停用。急请上级医院援救的同时,做好输血和手术准备。

(2)严重休克者应尽可能就地抢救,若必须转院者,应在输血、输液、包扎腹部后方可转送。

四、护理问题

(1)疼痛　与强直性子宫收缩、子宫破裂及血液刺激腹膜有关。

(2)组织灌注量不足　与子宫破裂后内出血有关。

(3)预感性悲哀　与子宫破裂及胎儿死亡有关。

五、护理措施

1. 先兆子宫破裂的护理

(1)严密观察产程进展,及时发现异常腹形及过强宫缩,对子宫收缩过强、异常腹痛者要高度警惕;发现子宫破裂的先兆,应立即报告医生并停止一切操作。

(2)遵医嘱吸氧、建立静脉通道,立即采取有效措施抑制子宫收缩,使用宫缩抑制剂,缓解宫缩和胎儿窘迫。

(3)严密观察生命体征,做好剖宫产的术前准备。

2. 子宫破裂的护理

(1)迅速建立静脉通道,遵医嘱输血、输液补充血容量,取中凹卧位或平卧位,吸氧,保暖。

(2)尽快完成相关辅助检查,严密观察生命体征、神志及尿量等。

(3)在抗休克的同时,尽快做好剖腹探查手术准备,安慰产妇并平稳护送至手术室。

(4)手术前后用抗生素预防感染。

3. 心理护理

先兆子宫破裂或子宫破裂对产妇及家属是难以接受的事实,尤其是胎儿死亡甚至子宫切除后,产妇及家属心理反应强烈。护士应对此表示同情和理解,耐心倾听他们的感受,了解他们的需求,提供必要帮助。同时为产妇制订产褥期休养计划,帮助产妇调整情绪,以适应现实生活。

4. 健康教育

重视孕期保健,加强产前检查,有骨盆狭窄、胎位异常、难产史或子宫瘢痕者应在预产期前2周住院待产,以利于监测胎心率及宫缩情况,发现异常时及时采取措施。对行子宫修补术的产妇,指导其2年后再孕,可选用药物或避孕套避孕;再次妊娠后应尽早在产科门诊检查。

5. 子宫破裂的预防

(1)加强产前检查,及时纠正异常胎位。

(2)有子宫破裂高危因素的患者,如瘢痕子宫、胎位不正、骨盆狭窄及头盆不称等,应提前2周入院待产。

(3)分娩期严密观察产程进展,严格掌握缩宫素应用指征,缩宫素引产时必须专人监护,按规定稀释为小剂量、低浓度静脉缓慢滴注,根据宫缩情况调整滴数,严防发生过强的宫缩。

(4)正确掌握产科手术助产的指征和操作规程,阴道助产手术后应仔细检查宫颈及宫腔,发现损伤及时给予修补缝合。

第四节　羊水栓塞

一、概述

羊水栓塞是指在分娩过程中羊水突然进入母体血液循环引起急性肺栓塞、过敏性休克、弥散性血管内凝血(DIC)、肾衰竭或突发死亡的严重分娩并发症。也可发生在足月分娩和妊娠 10~14 周钳刮术时,死亡率高达 60% 以上,是孕产妇死亡的主要原因之一。

羊水栓塞发生的基本条件是羊膜腔内压力增高(宫缩过强)、胎膜破裂和宫颈或宫体损伤处有开放的血管;其诱因是高龄初产妇和多产妇、过强宫缩、急产、胎膜早破、前置胎盘、胎盘早剥、子宫破裂及剖宫产术中血窦开放等。

二、病理生理

1. 肺动脉高压

羊水内有形物质(如胎儿毳毛、胎脂、胎粪、角化上皮细胞等)直接形成栓子,经肺动脉进入肺循环,阻塞小血管引起肺动脉高压;同时羊水有形物质激活凝血系统,使小血管内形成广泛的血栓而阻塞肺小血管,反射性地引起迷走神经兴奋,使肺小血管痉挛加重。肺动脉高压可引起急性右心衰竭,使左心房回心血量减少,左心排血量明显减少,导致周围血循环衰竭,血压下降,出现休克,甚至死亡。

2. 过敏性休克

羊水中有形成分为致敏原,作用于母体引起 I 型变态反应,导致过敏性休克。过敏性休克多在羊水栓塞后立即出现,表现为血压骤降,甚至消失,继而出现心、肺功能衰竭表现。

3. 弥散性血管内凝血(DIC)

妊娠时母血呈高凝状态,羊水中有丰富的促凝物质可激活凝血系统,在血管内产生大量的微血栓,消耗大量凝血因子及纤维蛋白原,致使 DIC 发生。由于大量凝血物质的消耗和纤溶系统激活,使血液由高凝状态迅速转为纤溶亢进,血液不凝固,极易发生严重的产后出血及失血性休克。

4. 急性肾功能衰竭

由于休克和 DIC 使得母体多脏器受累,常见为急性肾缺血导致肾功能障碍和衰竭。

三、临床表现

羊水栓塞典型的临床经过为心肺功能衰竭和休克、DIC 引起的出血、急性肾功能衰竭。其病情严重程度与妊娠月份、羊水进入量及速度有关。

1. 心肺功能衰竭和休克

在分娩过程中,尤其是刚破膜不久,产妇突感寒战,出现呛咳、烦躁不安、气急、恶心、呕吐等先兆症状;继而出现呼吸困难、发绀、肺底部出现湿啰音、面色苍白、四肢厥冷、心率加快、血压下降,迅速进入休克状态。严重者甚至无先兆症状,仅惊叫一声后,呼吸、心搏骤停,于数分钟内死亡。

2. 全身出血倾向

患者经过心肺功能衰竭和休克后,继之发生难以控制的全身广泛性出血,大量阴道流血、切口渗血、全身皮肤黏膜出血、血尿、消化道出血等。产妇可因出血性休克而死亡。

3. 急性肾功能衰竭

后期存活的患者出现尿少、无尿或尿毒症表现。

四、治疗要点

一旦出现羊水栓塞立即抢救。抗过敏、纠正呼吸循环功能衰竭和改善低氧血症、抗休克、防止 DIC 及肾衰竭发生。①立即面罩给氧或气管插管正压给氧,在改善缺氧的同时,尽快给予大剂量肾上腺糖皮质激素抗过敏。②应用解痉药物,以缓解肺动脉高压,改善肺血流灌注。③抗休克的主要措施是补充血容量及适当应用升压药物。④纠正酸中毒及防治心衰。⑤防治 DIC,血液高凝状态时应用肝素钠,同时应补充新鲜血液及凝血因子;继发纤溶亢进时应用抗纤溶药物。⑥预防肾衰竭,密切注意尿量。⑦尽快终止妊娠以去除病因。

五、护理问题

(1)气体交换障碍　与肺动脉高压、肺水肿有关。

(2)组织灌注量不足　与失血及弥散性血管内凝血有关。

(3)恐惧　与病情危重,有濒死感有关。

(4)潜在并发症:休克、DIC、肾衰竭、胎儿窘迫或胎死宫内。

六、护理措施

(一)预防措施

加强产前检查,避免发生羊水栓塞的病因与诱因;严密观察产程进展,正确掌握缩宫素的使用指征,把握给药速度、浓度,防止宫缩过强;严格掌握破膜时间及方法,破膜在宫缩间歇期进行,破口要小并注意控制羊水的流速;严格按照手术操作规范实施手术等。

(二)急救护理

1. 吸氧

立即取半卧位,加压给氧,必要时行气管插管或气管切开,保证供氧,纠正呼吸困难。

2. 遵医嘱用药

(1)抗过敏 地塞米松 20mg 加于 25% 葡萄糖液静脉推注后,再加 20mg 于 5% 葡萄糖液中静脉滴注;或用氢化可的松 100~200mg 加于 5%~10% 葡萄糖液 50~100ml 快速静脉滴注,再用 300~800mg 加于 5% 葡萄糖液 250~500ml 静脉滴注,每日量可达 500~1000mg。

(2)缓解痉挛 用罂粟碱、阿托品、氨茶碱静脉缓慢推注,解除支气管痉挛,降低肺动脉高压。盐酸罂粟碱每次 30~90mg 加于 10%~25% 葡萄糖液 20ml 缓慢静脉推注,每日用量 <300mg。阿托品 1mg 加入 10%~25% 葡萄糖液 10ml 中,每 15~30 分钟静脉推注 1 次,直至面部潮红或呼吸困难好转为止。氨茶碱 250mg 加于 25% 葡萄糖液 20ml 缓慢静推,可松弛支气管平滑肌,缓解肺血管痉挛。

(3)抗休克,纠正酸中毒 补充血容量及适当应用升压药,扩容常用右旋糖酐 -40 500~1000ml,并应补充新鲜血液和血浆。纠正酸中毒时应用 5% 碳酸氢钠液 250ml 静脉滴注。升压药物选用多巴酚丁胺、磷酸二酯酶 -5 抑制剂,既能强心,又能扩张肺动脉。多巴酚丁胺 5~10ug/(kg·min),静脉泵入;磷酸二酯酶 -5 抑制剂首剂 25~75ug/kg 静脉推注,然后 1.2~3mg/h 静脉泵入;去甲肾上腺素 0.01~0.1ug/(kg·min),静脉泵入。

(4)纠正心力衰竭 应用冠状动脉扩张剂及强心剂。毛花苷 C 0.2~0.4mg 或毒毛花苷 K 0.125~0.25mg 加入 10% 葡萄糖液 20ml 中静脉缓注,必要时 4~6 小时重复应用。

(5)控制 DIC 早期高凝阶段应用肝素钠,短期内应用;在晚期纤溶亢进时可给予抗纤溶药物(如氨基己酸或氨甲苯酸)抑制纤溶激活酶,从而抑制纤维蛋白的溶解;与凝血因子合用可防止大出血。补充凝血因子,应及时输新鲜血液、血浆、纤维蛋白原等。

(6)预防肾衰竭 应注意观察尿量。当血容量补足后仍少尿,应用利尿剂呋塞米 20~40mg 静脉注射,或 20% 甘露醇 250ml 快速静脉滴注等。

(7)控制感染 选用对肾脏毒性小的广谱抗生素预防感染。

(8)协助医生完成产科处理 急救同时严密监测产程进展及胎心率变化,观察阴道出血量、注射部位有无渗血及皮下淤血等,严密观察生命体征、心肺功能及尿量变化。若第一产程发病,应待产妇病情改善后立即行剖宫产。若第二产程发病,应在抢救产妇的同时行阴道助产结束分娩。若发生凝血功能障碍致产后大出血,经积极采取措施短时间内无法止血者,应行子宫切除术,争取抢救时机。

（三）心理护理

产妇突然危在旦夕,家属无法接受现实,表现出恐惧、情绪激动、愤怒,如果抢救无效还会出现过激行为。若产妇清醒,应给予鼓励,以增强信心。对于家属的紧张及恐惧情绪表示理解和安慰,不隐瞒病情,告知病情的严重性,以取得配合。

（四）健康教育

对于顺利度过危险期的患者,应讲解保健知识。加强产后访视,定期完成相关检查。制订康复计划,以促进全面康复。

复 习 题

1. 产后出血是指胎儿娩出后 24 小时内失血量超过（   ）

A. 300ml   B. 500ml   C. 800ml

D. 1000ml   E. 1200ml

2. 产后出血最常见的病因是（   ）

A. 子宫破裂   B. 子宫收缩乏力   C. 胎盘因素

D. 软产道裂伤   E. 凝血功能障碍

3. 王某,第二胎足月临产,宫缩较强。第一产程末,人工破膜后,突然出现寒战、呛咳、气急、烦躁不安,继之出现呼吸困难、发绀、血压下降,医护人员立即进行抢救,病情逐渐稳定。该产妇可能发生（   ）

A. 先兆子宫破裂   B. 子宫破裂   C. 产后出血

D. 羊水栓塞   E. 凝血功能障碍

4. 李某,经产妇,妊娠 32 周,因死胎行人工破膜及缩宫素静脉滴注引产,娩出一死婴,阴道持续大量流血,经人工剥离胎盘及使用缩宫素后,阴道流血不止,血液不凝,呈暗红色。考虑其出血原因可能为（   ）

A. 宫缩乏力   B. 软产道损伤   C. 胎盘滞留

D. 胎盘残留   E. 凝血功能障碍

5. 王某,25 岁初产妇,妊娠 39 周临产分娩。胎儿顺利娩出,第三产程的护理操作何项不妥（   ）

A. 立即按揉子宫以协助胎盘娩出

B. 观察胎盘剥离征象

C. 胎盘娩出后应仔细检查胎盘、胎膜是否完整

D. 仔细检查软产道有无裂伤

E. 应留产妇在产房观察 2 小时

6. 张某,29 岁,妊娠 40 周,持续性枕横位,第二产程先徒手将胎头枕部转向前方,再以产钳助产,胎儿娩出后阴道流血量约 800ml。产妇烦躁不安,面色苍白,脉搏 100 次/分,血压 84/56mmHg,子宫底平脐。产后出血的原因应排除(　　)

A. 胎盘滞留致产后出血

B. 子宫收缩乏力致产后出血

C. 完全性胎盘植入

D. 软产道裂伤致产后出血

E. 胎盘剥离不全致产后出血

7. 李某,32 岁,妊娠 43 周,B 型超声检查示头先露,胎心率正常,胎儿偏大。骨盆外测量正常。进入产程后,子宫收缩较强,胎先露下降受阻,考虑先兆子宫破裂。该产妇首要的处理是(　　)

A. 吸氧,继续观察　　　　B. 尽快阴道助产　　　　C. 抑制宫缩,立即剖宫产

D. 输液,输血　　　　E. 应用大量广谱抗生素

(8 ~ 10 题共用题干)

李某,初产妇,35 岁,孕 41 周,胎儿娩出后,随即阴道大量出血,色鲜红,能自凝。

8. 导致出血最可能的原因是(　　)

A. 子宫收缩乏力　　　　B. 软产道裂伤　　　　C. 胎盘剥离不全

D. 凝血功能障碍　　　　E. 胎盘滞留

9. 应立即实施的操作是(　　)

A. 徒手剥离胎盘　　　　B. 应用缩宫素　　　　C. 输血

D. 检查软产道　　　　E. 输液、给氧

10. 处理原则是(　　)

A. 按摩子宫,加强子宫收缩

B. 及时、准确地修补缝合

C. 做好刮宫准备

D. 应用缩宫素

E. 立即输液、给氧

(11 ~ 12 题共用题干)

王某,妊娠 40 周,会阴侧切分娩一活男婴,体重 4200g,胎盘、胎膜娩出完整。产后留产房观察,1 小时后产妇面色苍白,出冷汗,脉搏 110 次/分,血压 80/50mmHg,子宫软,宫底脐上 2 横指,阴道流血量少,缝合处无渗血。

11. 最可能的诊断是(　　)

A. 软产道损伤　　　　B. 宫缩乏力致宫腔积血　　　　C. 凝血功能障碍

D. 宫颈裂伤　　　　E. 软产道血肿

12. 最首要的护理措施是(　　)

A. 吸氧　　　　　　　　B. 保暖　　　　　　　　C. 迅速做好手术准备

D. 继续观察　　　　　　E. 按摩子宫,注射缩宫素

(13 ~ 15 题共用题干)

赵某,29 岁,已孕 5 胎未存活,现孕 42^{+4}周,临产入院。遵医嘱给予缩宫素静脉滴注引产。2 小时后产妇腹痛难忍,烦躁不安,呼吸急促,血尿。查体:子宫呈强直性收缩,宫体及下段之间形成明显凹陷,并随宫缩逐渐上升,胎心率 176 次/分。

13. 该产妇可能出现(　　　)

A. 子宫破裂　　　　　　B. 先兆子宫破裂　　　　C. 子宫痉挛性狭窄环

D. 正常产程进展　　　　E. 活跃期延长

14. 最可能的直接相关因素是(　　　)

A. 过期妊娠　　　　　　B. 多次妊娠史　　　　　C. 孕妇年龄

D. 胎儿窘迫　　　　　　E. 缩宫素使用不当

15. 该产妇首要的处理措施是(　　　)

A. 立即行剖宫产术　　　B. 等待自然分娩　　　　C. 立即停止滴注缩宫素

D. 哌替啶镇静、止痛　　　E. 减慢缩宫素滴注速度

(16 ~ 18 题共用题干)

李某,初产妇,本次妊娠从未做过产前检查,妊娠 42 周临产 1 小时入院。臀位,自然破膜后胎心率增快。阴道检查触及脐带,脐带搏动良好。

16. 胎心率异常的直接因素是(　　　)

A. 臀位　　　　　　　　B. 脐带先露　　　　　　C. 脐带脱垂

D. 脐带缠绕　　　　　　E. 脐带过长

17. 宜采用的体位是(　　　)

A. 平卧位　　　　　　　B. 左侧卧位　　　　　　C. 右侧卧位

D. 半卧位　　　　　　　E. 臀高头低位

18. 下列何项处理最恰当(　　　)

A. 缩宫素加强宫缩,促进产程

B. 等待自然分娩

C. 吸氧,继续观察

D. 臀位牵引术

E. 立即剖宫产

(19 ~ 20 题共用题干)

王某,初产妇,35 岁,孕 41 周临产。产妇精神紧张,进食较少。总产程 22 小时,阴道流血约 1000ml,暗红色,间歇流出,凝固。检查胎盘娩出完整,软产道无裂伤,子宫软,轮廓不清。

19. 分析其出血的原因是(　　　)

A. 子宫收缩乏力　　　　B. 胎膜残留　　　　　　C. 副胎盘

D. 软产道裂伤　　　　　E. 凝血功能障碍

20. 处理原则为（　　）

A. 按摩子宫,应用子宫收缩药物

B. 及时、准确地修复缝合

C. 做好刮宫准备

D. 切除子宫

E. 立即输液、给氧

第十章 产褥期并发症妇女的护理

第一节 产褥感染

一、概述

产褥感染是指分娩后、产褥期生殖道受病原体侵袭,引起局部或全身感染。产褥病率是指分娩 24 小时以后的 10 天内,每天用口表测体温 4 次,间隔时间 4 小时,有 2 次体温≥38℃。产褥病率多由产褥感染引起,亦可由生殖道以外其他部位的感染引起,如乳腺炎、泌尿系统感染及呼吸系统感染等。产褥感染是常见的产褥期并发症,发病率约为 6%。近年来随着剖宫产率的上升,产褥感染的发病率也有所上升。产褥感染对产妇的生命安全构成严重威胁,是导致产妇死亡的重要原因之一。

二、病因

1. 诱因

产妇体质虚弱、孕期贫血、营养不良、产前产后出血、妊娠晚期性交、胎膜早破、频繁阴道检查或肛门检查、产科手术操作、产程延长等均可增加产褥感染的概率。此外,妊娠和分娩会降低或破坏女性生殖道的防御功能和自净作用,增加病原体侵入生殖道的机会。

2. 病原体种类

孕期及产褥期女性生殖道内寄生大量需氧菌、厌氧菌、假丝酵母菌、衣原体及支原体等,以厌氧菌为主。感染发生时,常常是几种细菌的混合感染。常见的病原体有以下几种。

(1)厌氧类杆菌属 包括脆弱类杆菌、产色素类杆菌,是一组革兰氏阴性杆菌。有加速血液凝固的特点,可引起血栓性静脉炎。此类细菌常与需氧菌、厌氧链球菌混合感染,局部形成脓肿,有恶臭。

(2)厌氧性革兰氏阳性球菌 以消化球菌和消化链球菌最常见。

(3)需氧链球菌 是外源性产褥感染的主要致病菌,其中以 β-溶血性链球菌致病性最强,可产生多种外毒素和溶组织酶,病变扩散迅速,引起严重感染。

（4）大肠杆菌属　是菌血症和感染性休克最常见的致病菌。

（5）葡萄球菌　以金黄色葡萄球菌和表皮葡萄球菌为主。金黄色葡萄球菌可引起伤口的严重感染，且能分泌青霉素酶，易对青霉素耐药。

（6）支原体和衣原体　其感染多无明显症状，临床表现轻微。

3. 感染途径

（1）内源性感染　寄生于正常孕妇生殖道或其他部位的病原体，多数并不致病，当机体抵抗力降低或因分娩后产道有创面等感染诱因出现时可致病。

（2）外源性感染　指外界的病原体侵入生殖道而引起的感染。可因消毒不严或被污染的衣物、器械，以及产妇临产前性生活等途径侵入机体造成感染。

三、病理及临床表现

产褥感染患者一般在产后 3～7 天出现感染征象，血栓性静脉炎则常在 7～14 天后出现症状。轻型感染一般表现为体温逐渐上升达 38℃ 左右；重型感染时体温可达 39℃ 以上，并伴有脉搏加快、头痛、虚弱等全身中毒症状，甚至引起败血症、中毒性休克，严重者可危及生命。由于感染部位、程度、扩散范围不同，临床表现多样。

1. 急性外阴、阴道、宫颈炎

会阴部灼热、疼痛、坐位困难。伤口红肿、压痛、触之有硬结或波动感，切口有时裂开，有脓性分泌物自切口或缝合针孔处流出。阴道裂伤感染者自觉疼痛，可伴发热、寒战等全身症状。阴道黏膜充血、溃疡、脓性分泌物增多，严重者可波及阴道旁结缔组织。宫颈裂伤感染可向深部蔓延，引起盆腔结缔组织炎。

2. 急性子宫内膜炎、子宫肌炎

急性子宫内膜炎、子宫肌炎是产褥感染最常见的类型。病原体经胎盘剥离面侵入，扩散到子宫蜕膜称子宫内膜炎。病原体侵及子宫肌层则称子宫肌炎。两者常伴发。临床多表现为产后 3～4 天出现寒战、高热、头痛、下腹疼痛。若为子宫内膜炎，表现为恶露增多，可呈脓性，有臭味。若为子宫肌炎，表现为子宫复旧不良。查体：子宫压痛，尤其以宫底部明显。辅助检查示白细胞升高，宫腔分泌物细菌培养阳性。

3. 急性盆腔结缔组织炎、急性输卵管炎

病原体沿宫旁淋巴或血行达宫旁组织而引起盆腔结缔组织炎，累及输卵管时可引起输卵管炎。产妇表现为持续高热、寒战、下腹痛伴肛门坠胀。查体：下腹明显压痛、反跳痛、肌紧张。宫旁组织增厚，一侧或两侧可扪及边界不清的肿块，压痛明显。严重者感染侵及整个盆腔形成"冰冻骨盆"。

4. 急性盆腔腹膜炎及弥漫性腹膜炎

炎症局限于盆腔腹膜时，为急性盆腔腹膜炎，若炎症扩散至腹腔则引起弥漫性腹膜炎。产妇可出现寒战、高热、呕吐、下腹或全腹疼痛及压痛、反跳痛、肌紧张。全身中毒症状加重，病情危重。

5. 血栓性静脉炎

血栓性静脉炎多见于产后 1～2 周,表现为盆腔内血栓性静脉炎和下肢血栓性静脉炎。常见致病菌为厌氧链球菌。由胎盘附着处的血栓感染经血行播散引起。盆腔内血栓性静脉炎常表现为弛张热、下腹疼痛和压痛。下肢血栓性静脉炎表现为下肢持续性疼痛、肿胀、局部静脉压痛或触及硬索状,皮肤发白,习称"股白肿"。

6. 脓毒血症及败血症

感染血栓脱落进入血循环,可引起脓毒血症。细菌进入血循环并大量繁殖形成败血症,表现为持续高热、寒战、全身明显中毒症状,可危及生命。

四、辅助检查

(1)白细胞计数增高,尤其是中性粒细胞升高明显。红细胞沉降率显著增高。

(2)病原体鉴定对产褥感染的诊断和治疗非常重要。①病原体培养:取宫腔分泌物或脓液进行需氧菌、厌氧菌双重培养。②分泌物涂片:需氧菌培养阴性而涂片见大量细菌应考虑厌氧菌感染。③病原体抗原和特异抗体检查。病原体鉴定同时还可进行药敏试验。

(3)B 型超声、彩色多普勒超声、CT 及核磁共振等检查能对产褥感染形成的炎性包块、脓肿及静脉血栓做出定位及定性诊断。

五、治疗要点

1. 支持疗法

加强营养并补充足够维生素,增强抵抗力,纠正水、电解质失衡。贫血或病情严重者,可多次少量输新鲜血或血浆。高热时应采取物理降温。

2. 局部病灶处理

抗感染治疗的同时,清除宫腔残留物;若会阴切口或腹部伤口感染,及时行切开引流术;疑盆腔脓肿时,可经腹或后穹隆切开引流。

3. 应用抗生素

未确定病原体时,应选用广谱高效抗生素。依据细菌培养和药敏试验结果再调整抗生素的种类和剂量。严重感染者,短期可加用肾上腺皮质激素,以提高机体应激能力。

4. 肝素治疗

血栓性静脉炎时,在应用大量抗生素的同时,可加用肝素或尿激酶,并口服双香豆素、双嘧达莫等,也可采用活血化瘀中药。

六、护理问题

(1)体温过高 与产褥感染有关。

(2)疼痛 与产褥感染有关。

（3）焦虑　与疾病、母子分离有关。

（4）知识缺乏　缺乏产褥感染的自我护理知识。

七、护理措施

1. 休息与体位

保持病室安静、清洁及空气新鲜,确保产妇得到充足的休息;产妇应采取半卧位,促进恶露排出和炎症局限。床旁隔离,防止交叉感染。

2. 饮食护理

给予高蛋白、高热量、高维生素饮食。鼓励产妇多饮水,保证足够的液体摄入。

3. 心理护理

解答产妇及家属的疑问,提供亲子互动机会,减轻焦虑。

4. 病情观察

注意生命体征,观察恶露的量、颜色、性状与气味,观察疼痛、子宫复旧、腹部体征及会阴切口情况。做好症状护理,如高热护理、疼痛护理,以减轻不适。产妇体温超过38℃时暂停哺乳。

5. 治疗护理

按照医嘱给予抗生素,做到早期、足量、联合、有效、足疗程。做好脓肿引流术、阴道后穹隆穿刺术和清宫术的准备与护理。

6. 健康教育

（1）培养良好的卫生习惯,大小便后清洁会阴,勤换会阴垫。

（2）正确指导乳房护理,以防出现乳腺感染。

（3）指导产妇自我观察产褥感染复发征象,如体温升高、恶露异常等。

（4）给予产妇饮食、休息、用药、定时复查等自我康复保健指导。

第二节　晚期产后出血

一、概述

分娩结束24小时后,在产褥期内发生的子宫大量出血,称为晚期产后出血。多见于产后1~2周,亦可迟至产后6~8周发生。

二、病因及临床表现

1. 胎盘、胎膜残留

胎盘、胎膜残留是引起晚期产后出血的最常见原因,多发生在产后10天左右。表现为血性恶露持续时间长,反复出血或突然大出血。盆腔检查:子宫复旧不全,宫口松,有时可触及残留组织。宫腔刮出物行病理检查可明确诊断。

2. 蜕膜残留

蜕膜剥离不全,长时间残留继发子宫内膜炎,子宫复旧不全。临床表现与胎盘、胎膜残留类似,宫腔刮出物病理检查可见坏死蜕膜,不见绒毛。

3. 子宫胎盘附着面感染或复旧不全

子宫胎盘附着面感染或复旧不全多发生于产后2周。子宫胎盘附着面感染或复旧不全导致子宫胎盘附着处形成的血栓脱落,血窦重新开放。表现为恶露持续时间延长,有臭味,腰酸,下腹坠胀。产后2周左右突然大量阴道流血,子宫大而软,阴道及宫口有血块堵塞,刮出物少。

4. 剖宫产术后子宫切口裂开

术后2~3周多发,多见于子宫下段剖宫产横切口两侧端。表现为大量阴道流血,甚至引起休克。

5. 产后子宫肿瘤

产后滋养细胞肿瘤和子宫黏膜下肌瘤都可引起晚期产后出血。

三、治疗要点

(1)出血量少、排除产道损伤或肿瘤、B超显示宫腔无明显组织残留者,可给予缩宫素及抗生素治疗。

(2)胎盘、胎膜、蜕膜残留或胎盘附着部位复旧不全者,在备血、做好剖腹探查术准备的前提下,行清宫术。刮出物送病理检查,明确诊断。

(3)疑有剖宫产术后子宫切口裂开或愈合不良者,仅少量阴道流血也应住院给予广谱抗生素及支持疗法,密切观察病情变化;若阴道流血增多,应做剖腹探查。根据术中情况选择局部缝合术或全子宫切除术,术后继续给予抗感染、输血等治疗。

(4)肿瘤致阴道出血者,应做相应的处理。

四、护理问题

(1)潜在并发症:出血性休克。
(2)有感染的危险 与失血后抵抗力下降有关。
(3)焦虑/恐惧 与担心自身生命安全有关。

五、护理措施

1. 一般护理

做好妊娠期保健,正确处理分娩全过程;对于出血多,甚至休克的患者,给氧,保暖,采取休克卧位。

2. 饮食护理

给予富含铁的食物,如瘦肉、动物内脏等,少量多餐。

3. 心理护理

给予产妇更多的关爱,做好产妇及家属的安慰解释工作,及时发现和纠正产妇的一些不正确认识,使产妇积极配合治疗。

4. 病情观察

产褥期严密观察宫缩情况及阴道出血情况,如有出血,积极配合医生采取有效止血措施,如按摩子宫、注射缩宫素,遵医嘱输液、输血,做好清宫术或剖腹探查术的准备。

5. 健康指导

有产后出血史、多次人工流产史、胎盘滞留及双胎、羊水过多、产程延长者,嘱产妇出院后注意观察阴道流血及恶露情况,发现异常及时就诊。产褥期禁止盆浴及性生活。

复 习 题

1. 产褥病率是指(　　　)

A. 分娩及产褥期因生殖道感染所引起的局部或全身性疾病

B. 分娩 24 小时后的 42 天内,用口表测体温 4 次/天, 2 次体温≥38℃

C. 分娩 24 小时后的 10 天内,用口表测体温 4 次/天, 2 次体温≥38℃

D. 分娩后 3 天内体温 >38.5℃,但在 24 小时内降至正常

E. 分娩后至子宫内膜完全修复期间发生的感染

2. 关于预防产褥感染的措施,下列何项错误(　　　)

A. 防止产后出血

B. 破膜 6 小时后仍未分娩,应预防性应用抗生素

C. 防止产程延长

D. 孕晚期避免盆浴与性交

E. 减少不必要的阴道检查及肛查

3. 关于产褥感染的护理,下列何项不妥(　　　)

A. 产妇取平卧位

B. 进行床旁隔离

C. 高热患者可物理降温

D. 产妇出院后严格消毒其所用卧具和用具

E. 产妇体温达 38℃时暂停哺乳

4. 下列哪项不属于产褥感染(　　　)

A. 急性盆腔结缔组织炎

B. 急性子宫内膜炎

C. 股白肿

D. 急性乳腺炎

E. 急性子宫肌炎

5. 晚期产后出血的治疗首先应( )

A. 输血

B. 确定宫腔内有无胎盘、胎膜残留

C. 应用抗生素

D. 修补裂口

E. 给予缩宫素

6. 引起晚期产后出血的原因,下列何项除外( )

A. 子宫黏膜下肌瘤

B. 前置胎盘

C. 剖宫产术后子宫切口裂开

D. 胎盘、胎膜残留

E. 子宫胎盘附着面感染

7. 28岁,初产妇,孕38周,自然分娩,产后第10天出现弛张热,下腹疼痛且压痛明显,左下肢肿胀、疼痛,皮肤紧张发白。最可能的诊断为( )

A. 急性盆腔腹膜炎

B. 下肢动脉炎

C. 子宫肌炎

D. 急性盆腔结缔组织炎

E. 血栓性静脉炎

8. 25岁,初产妇,孕39^{+3}周,因胎膜早破入院。分娩时产程延长,产后4天出现高热,体温39.7℃,宫底平脐,子宫左侧触及5cm×4cm×3cm大小的包块、有压痛。辅助检查示白细胞23×10^9/L,中性粒细胞85%,该患者最可能的诊断为( )

A. 子宫肌炎

B. 下肢血栓性静脉炎

C. 急性盆腔结缔组织炎

D. 急性盆腔腹膜炎

E. 急性弥漫性腹膜炎

9. 29岁,初产妇。孕37周自然分娩,产后3天会阴侧切切口处疼痛明显,红肿、发硬,压缝合针孔处有稀淡脓液流出,体温38℃,宫底压痛(-)。下列哪项处理不恰当( )

A. 1:5000高锰酸钾溶液坐浴

B. 拆线

C. 静脉滴注抗生素

D. 换药引流

E. 无醇性安尔碘擦洗外阴及切口,2 次/天

10. 某产妇,产后第 2 天,出现尿频、尿急、尿痛,双侧乳胀。查体:体温 39.1℃,乳房无硬结,挤压乳头、乳晕有少量淡黄色液体从乳头挤出。子宫无压痛,子宫底脐下 2 横指,血性恶露无臭味,会阴侧切口无红肿。考虑为(　　)

A. 产褥病率　　　　　B. 乳腺炎　　　　　C. 呼吸道感染

D. 子宫内膜炎　　　　E. 产褥感染

11. 某产妇,产后第 4 天,主诉会阴部疼痛,体位受限。体温 40℃,会阴侧切口红肿,针孔流脓。下列护理措施何项不妥(　　)

A. 提前拆线

B. 指导产妇继续母乳喂养

C. 床旁隔离

D. 指导产妇取会阴切口的对侧卧位

E. 产妇用物及时消毒

12. 某产妇,产后第 3 天突然出现畏寒、高热,体温 40.2℃,伴有恶心、呕吐,下腹剧痛、压痛、反跳痛,腹肌紧张感明显。最可能的诊断为(　　)

A. 子宫内膜炎

B. 下肢血栓性静脉炎

C. 急性盆腔结缔组织炎

D. 急性盆腔腹膜炎

E. 子宫肌炎

13. 某产妇,产后 2 周,突然大量阴道流血,恶露多,有臭味,伴腰酸、下腹坠胀。查体:子宫软,宫底耻骨联合上 3 横指。宫口松弛,阴道及宫口有血块堵塞,刮宫见较多血块,其他刮出物少,最可能的原因是(　　)

A. 胎盘残留　　　　　B. 胎膜残留　　　　　C. 子宫胎盘附着面感染

D. 蜕膜残留　　　　　E. 子宫内膜息肉

14. 某产妇,产后第 7 天,突然大量阴道流血。盆腔检查:子宫复旧不全,宫口松,可触及残留组织。诊断为晚期产后出血。最常见的原因是(　　)

A. 胎盘、胎膜残留

B. 蜕膜残留

C. 子宫胎盘附着面感染或复旧不全

D. 子宫肿瘤

E. 剖宫产术后子宫伤口裂开

(15 ~ 18 题共用题干)

25 岁经产妇,足月妊娠,产钳助产分娩后第 3 天,出现发热、下腹痛,血性恶露混浊、有臭味。查体:体温 38.8℃,子宫软,宫底平脐、压痛明显。

15. 产褥期发热,首先考虑哪种原因引起(　　)

A. 乳腺炎　　　　　　　B. 产褥感染　　　　　　C. 泌尿道感染

D. 上呼吸道感染　　　　E. 肠道感染

16. 本病例最可能的诊断为(　　)

A. 急性宫颈炎

B. 急性子宫内膜炎及子宫肌炎

C. 急性盆腔结缔组织炎

D. 急性盆腔炎

E. 急性腹膜炎

17. 护理中,告知产妇应采取的体位为(　　)

A. 左侧卧位　　　　　　B. 头低足高位　　　　　C. 仰卧位

D. 右侧卧位　　　　　　E. 半卧位或抬高床头

18. 下列护理措施何项不恰当(　　)

A. 保持会阴清洁,擦洗会阴 2 次/天

B. 产妇住隔离病房,严格执行隔离消毒制度

C. 高热者给予物理降温

D. 产妇取半卧位

E. 根据药敏试验选取有效抗生素

(19~22 题共用题干)

某产妇 26 岁,第一胎,产钳助产,产后第 4 天产妇自述畏寒、发热、下腹微痛。查体:体温 38℃,双乳微胀,无明显压痛,子宫脐下 2 指,轻压痛,恶露多而混浊,恶臭,余无异常发现。

19. 首先考虑的疾病是(　　)

A. 乳腺炎　　　　　　　B. 慢性盆腔炎　　　　　C. 急性盆腔炎

D. 肾盂肾炎　　　　　　E. 急性子宫内膜炎

20. 对患者实施护理过程中,应采取何种隔离措施(　　)

A. 保护性隔离　　　　　B. 床旁隔离　　　　　　C. 呼吸道隔离

D. 严密隔离　　　　　　E. 消化道隔离

21. 引起该产妇感染最可能的病原菌是(　　)

A. 产气荚膜杆菌　　　　B. 大肠杆菌　　　　　　C. 厌氧链球菌

D. 乳酸杆菌　　　　　　E. 金黄色葡萄球菌

22. 对该产妇的治疗,何项不恰当(　　)

A. 半卧位

B. 保证足够液体的摄入

C. 及时更换会阴垫,做好会阴部护理

D. 清除宫腔残留物

E. 及早使用对需氧菌敏感的抗生素

参考答案

第一章

1. B　2. C　3. D　4. E　5. B　6. E　7. C　8. C　9. B　10. D

11. B　12. D　13. C　14. B　15. C　16. C　17. E　18. B　19. A　20. C

21. B　22. C　23. B　24. D　25. B　26. A　27. D　28. A　29. B　30. E

第二章

1. C　2. B　3. C　4. B　5. A　6. D　7. E　8. D　9. A　10. A

11. C　12. D　13. C　14. C　15. D　16. C　17. D　18. C　19. D　20. A

21. C　22. A　23. C　24. B　25. B　26. D　27. A　28. E　29. E

第三章

1. B　2. E　3. B　4. A　5. B　6. D　7. E　8. E　9. B　10. A

11. D　12. B　13. B　14. D　15. B　16. C　17. D　18. C　19. D　20. C

21. C　22. C　23. A　24. E　25. A　26. B　27. B　28. D　29. E　30. C

31. B　32. C　33. E　34. A　35. E　36. D

第四章

1. E　2. D　3. A　4. A　5. A　6. D　7. B　8. A　9. B　10. D

11. A　12. C　13. E　14. E　15. D　16. C　17. A　18. E　19. B

第五章

1. E　2. D　3. B　4. D　5. B　6. C　7. A　8. E　9. B　10. D

11. C　12. D　13. D　14. A　15. A　16. B　17. E　18. B　19. E　20. B

21. D　22. C　23. D　24. C　25. D　26. D　27. A　28. E　29. C　30. A

31. B　32. A　33. C　34. E　35. A　36. E　37. D　38. D　39. C　40. B

41. D　42. E　43. C

第六章

1. B　2. B　3. C　4. A　5. A　6. E　7. E　8. C　9. A　10. C

11. C 12. B 13. C 14. C 15. E 16. D 17. B 18. A 19. C

第七章

1. D 2. E 3. E 4. D 5. C 6. B 7. E 8. C 9. A 10. C
11. C 12. C 13. C 14. E 15. C 16. C 17. C 18. A 19. E 20. C
21. C 22. D 23. B 24. E 25. E 26. E 27. A 28. D 29. A

第八章

1. D 2. A 3. C 4. E 5. B 6. C 7. D 8. A 9. B 10. B
11. A 12. D 13. B 14. C 15. D 16. D 17. B 18. C 19. B 20. E
21. D 22. D 23. E 24. D 25. E 26. B 27. C 28. E 29. C 30. E
31. C 32. B 33. A 34. D 35. D 36. D 37. B 38. B 39. A 40. A
41. B

第九章

1. B 2. B 3. D 4. E 5. A 6. C 7. B 8. D 9. B 10. B
11. E 12. B 13. E 14. C 15. C 16. E 17. E 18. A 19. A 20. C

第十章

1. C 2. B 3. A 4. D 5. B 6. B 7. E 8. C 9. A 10. A
11. B 12. D 13. C 14. B 15. B 16. E 17. B 18. E 19. B 20. C
21. E 22. A

参考文献

［1］夏海鸥．妇产科护理学［M］.3 版．北京:人民卫生出版社,2014.

［2］谭文琦,于蕾,姚月荣．妇产科护理技术［M].2 版．武汉:华中科技出版社,2015.

［3］安力彬,陆虹．妇产科护理学［M].6 版．北京:人民卫生出版社,2017.

［4］谢幸,孔北华,段涛．妇产科学［M].9 版．北京:人民卫生出版社,2018.

［5］蔡文智．助产技能实训［M].北京:人民卫生出版社,2015.